刘志龙 编著

刘志龙经方心得录

全国百佳图书出版单位
中国中医药出版社
·北京·

图书在版编目（CIP）数据

刘志龙经方心得录 / 刘志龙编著 .—北京：中国
中医药出版社，2022.8
ISBN 978-7-5132-7631-3

Ⅰ . ①刘… Ⅱ . ①刘… Ⅲ . ①经方—研究 Ⅳ .
① R289.2

中国版本图书馆 CIP 数据核字（2022）第 088225 号

中国中医药出版社出版

北京经济技术开发区科创十三街 31 号院二区 8 号楼
邮政编码　100176
传真　010-64405721
三河市同力彩印有限公司印刷
各地新华书店经销

开本 880×1230　1/32　印张 9　字数 176 千字
2022 年 8 月第 1 版　2022 年 8 月第 1 次印刷
书号　ISBN 978 - 7 - 5132 - 7631 - 3

定价　45.00 元
网址　www.cptcm.com

服 务 热 线　010-64405510
购 书 热 线　010-89535836
维 权 打 假　010-64405753

微信服务号　zgzyycbs
微商城网址　https://kdt.im/LIdUGr
官 方 微 博　http://e.weibo.com/cptcm
天猫旗舰店网址　https://zgzyycbs.tmall.com

如有印装质量问题请与本社出版部联系（010-64405510）
版权专有　侵权必究

梅　序

刘志龙先生著述颇丰，笔者多有拜读，神交已久。近十年，全国中医药界人士，开办经方临床讲习班甚多，以传承精华、守正创新、弘扬中医药学术为要务。先生或为组织者，或为授业者，诚恳务实，平易近人，纳善如流。笔者老眼昏花，有时忝列其中，而有幸拜会先生，恨相见得晚，并引为忘年之交。

先生敏而好学，博览群书，酌古斟今，尤重《伤寒》，数十年如一日，是以根基深厚；热爱临床工作，以治病救人为己任，凡有一己之心得，不辞劳苦，必记录在案，集腋成裘，故学验俱丰。其诲人也，知无不言，言无不尽，且身教重于言教，执传道授业解惑之标尺，以促进学生成才为乐事。

今有新作《刘志龙经方心得录》杀青，笔者先睹为快。奉读之中，深感先生由理论而指导临床，由临床而升华理论，乃至直抒己见，常得令人赞叹之章节。先生于纷繁复杂之诊疗中，提出方证辨治，须谨察"证眼"，教人耳目一新。揣度之，此词或效法于"诗眼""词眼"而来。凡一首被广泛传唱之诗词佳作，必有其"眼"，或为一句，或为一字，具画龙点睛、灵思妙韵、出神入化之功。医文互通，故辨证论治，欲求佳效，必求诸"证眼"，此与"诗眼"之理，幽明斯契。虽曰一句、一字可为"诗眼""词眼"，然而若无整首诗、词之铺排描摹，起承转合，岂有其"眼"！中医临床辨治亦然，若无坚实之中医学基础，丰富之临床阅历，整体恒动之观念，何言"证眼"！故先生敬告读者，不可盲目追求秘法秘方，其用心良苦，可见一斑。

学问之道，如切如磋，如琢如磨，贵在持之以恒。先生愿终生为之，更愿将其心得，与同道讨论，取长补短，互相促进，共同提高。有感于斯，欣然为序。

梅国强

（湖北中医药大学教授、国医大师）

2022 年 3 月 6 日于湖北

代序｜岭南经方践行者

————————————————————————————●

　　我与刘志龙教授师徒结缘已十载，他不仅把精湛的医术传授与我，更用他高尚的医德和大爱之心潜移默化地影响着我。

　　多年来刘志龙教授一直从事经方的临床与研究工作，他的临证特色可归纳为：抓住"证眼"，见微知著；阐明药势，直达病所；经方时方，辨证为本；擅长守法，灵活变方。刘志龙教授认为，抓住"证眼"乃经方临床活用的基本要素，可居经方活用的领导地位，可使经方深入浅出地运用于临床，使用者亦可达见微知著之境。抓住"证眼"，即掌握经方方证的证候特征，只要证候特征与经方方证相符，处方便可信手拈来，可不受后世创立的诸种辨证方法的限制，这是用好经方的一条捷径。

　　刘志龙教授从事中医临床工作 30 余年，治学严谨，学验俱丰，技术精湛，临床除擅长用经方治疗各种内科杂病外，尤其善于治疗 2 型糖尿病、脑血管疾病及疑难杂症。首倡 2 型糖尿病核心病机为"阳虚气化失司为本，阴虚燥热夹瘀为标"，提出以"寒热为纲"论治 2 型糖尿病；首倡"糖尿病减灶之计"停药方案。由于良好的诊疗效果深受周边群众的尊重，故常有港澳台同胞及海外华侨慕名前来求诊。刘教授擅长守法治疗 2 型糖尿病，但处方却灵活多变。由于中医药治疗 2 型糖尿病服药时间长方能取得较好疗效，刘志龙教授因而被人称为"刘百剂"。与此同时，依据其经验总结而成的"益气甘露颗粒"成为粤澳医疗机构中药制剂中心首个标准化研发品种。

2013 年以来，随着时代传播模式的变化，刘志龙教授相继创办中医学术网站——岭南经方沙龙及经方家园、刘志龙工作室等微信公众平台，举办"珠海国医讲坛""经方临床学术讲坛""古代经典名方临床研究专业委员会"等学术会议，使他的学术思想、临证经验得以更广泛的传承和推广，获得众多同行的认可，在岭南地区产生了巨大的影响，为岭南经方学派代表性人物之一。

《备急千金要方·大医精诚》曰："世有愚者，读方三年，便谓天下无病可治；及治病三年，乃知天下无方可用。故学者必须博极医源，精勤不倦……"经过多年的沉淀和思考，刘志龙教授将他十多年临床潜心研究经方、应用经方的心得体会进行了梳理，本书可作为刘志龙教授学用经方的一个阶段性总结！

黎崇裕

2022 年 3 月 28 日于珠海市中西医结合医院名医工作室

目 录

麻开桂阖，阴阳之道
——麻黄证、桂枝证的临床运用

　　开、阖、枢本为经络理论之一，见于《灵枢·根结》和《素问·阴阳离合论》，是以门上实物喻三阳三阴经的功能特点。三阳中，太阳为开，阳明为阖，少阳为枢；三阴中，太阴为开，厥阴为阖，少阴为枢。《伤寒论》中虽未明确有"开""阖""枢"的提法，但历代注解《伤寒论》的医家中以"开""阖""枢"之说解释者很多。尤其是明清时期，《伤寒论》"开""阖""枢"的理论盛行，柯琴、张志聪、陈修园等医家都极力倡论此说，而尤以卢之颐最激，逐渐成为研究仲景学说的一大流派。我们完全可以借助这个理论来阐述《伤寒论》的药证。

　　《伤寒论》中具有"开""阖""枢"的代表性药物：开——麻黄；阖——桂枝；枢——柴胡。

　　《说文解字·卷十二·门部》对开的解释曰："张也。从门，从开（苦哀切）。"可见，开的原意就是开门。如《老子·二十七章》云："善闭，无关键而不可开。"由此，开可以引申为打开、开张之意。如《礼记·月令》云："开府库，出币帛。"因此，开具有向上、向外、相通之性。笔者认为，仲景所用药材中的麻黄具备此性，且颇具代表性。

《说文解字·卷十二·门部》对阖的解释："门扇也。一曰：闭也。从门，盍声（胡腊切）。"可见，阖的原意就是门扇。如《荀子·儒效》云："外阖不闭。"注："阖，门扇也。"由此，阖可以引申为关闭、收敛之意。如《易·系辞上》云："故阖户谓之坤。"虞注："阖，闭翕也。"因此，阖有向下、向内、收敛之性。笔者认为，张仲景所用药材中的桂枝具备此性，且颇具代表性。

《说文解字·卷六·木部》对枢的解释："户枢也。从木，区声（昌朱切）。"枢的原意就是户枢之意，乃户所以转动开闭之枢机也。如《吕氏春秋·尽数》云："流水不腐，户枢不蠹，动也。"由此，枢可以引申为枢纽、枢机、枢要之意。如《战国策·秦策》云："今夫韩魏，中国之处，而天下之枢也。"笔者认为，张仲景所用药材中的柴胡具备此性，且颇具代表性。

柴胡作为机枢代表性用药，前人已有很多相关阐述，而且笔者平时讲述有关柴胡及柴胡类方的内容亦比较多。因此，本文笔者仅以《麻开桂阖，阴阳之道》为题，简要讲述一下麻黄药证以及桂枝药证的临床运用之道。

一、麻黄

《神农本草经·中品》载："麻黄，味苦，温。主中风，伤寒头痛，温疟，发表出汗，去邪热气，止咳逆上气，除寒热，破癥结积聚。一名龙沙。吴普曰：麻黄，一名卑相，一名卑坚。神农、雷公，苦，无毒；扁鹊，酸，无毒；李氏，平。或生河东，四月，立秋采（《御览》）。《名医》曰：一名卑相，一名卑盐，生晋地及河东，立秋采茎，阴干令青。按《广雅》云：龙沙，麻黄也。麻黄茎，狗骨也。《范子计然》云：麻黄，出汉中三辅。"

《名医别录·中品》载："麻黄，微温，无毒。主治五脏邪气缓急，风胁痛，字乳余疾，止好唾，通腠理，疏伤寒头痛，解肌，泄邪恶气，消赤黑斑毒。不可多服，令人虚。一名卑相，一名卑盐。生晋地及河东。立秋采茎，阴干令青。厚朴为之使，恶辛夷、石韦。"

（一）麻黄的主要功效

由《神经本草经》《名医别录》记载可知，麻黄具有向上、向外、相通之性，因此它是一个"开"药，而日本汉方医学《经方药论》认为麻黄主要的功效有以下几个方面。

1. 宣散作用

（1）宣散皮毛：通过加强皮毛系统的宣散作用，可使寒邪外散，因此《神农本草经》云其"主中风，伤寒头痛""发表出汗""去邪热气""除寒热";《名医别录》云其"通腠理""疏伤寒头痛""解肌"。

（2）外散膈邪：提高肺脏的宣散作用，使无论在肺部、胸膈还是皮肤上任何部位的邪气均得以外散。诚如《神农本草经》云其"治温疟"，《名医别录》则云其"主治五脏邪气缓急，风胁痛"。

2. 推动脉中之血，脉外之气

麻黄能促进肺气送往心、心包，从而加强心脏推动脉中之血、心包推动脉外之气，并因此具有了活血、行血作用。如《神农本草经》所云"破癥结积聚"，《名医别录》云其"消赤黑斑毒"。

（二）印证麻黄"开"之性的简易方

1. 治天行热病方

"天行热病，初起一二日者：麻黄一大两（去节）。以水四升煮，去沫，取二升，去滓，着米一匙及豉，为稀粥。先以汤浴后，乃食粥，温覆取汗，即愈。"（孟诜《必效方》）。

天行之病，大部分属于流行性疾病，而笔者认为热病应该是属于发热性的疾病，此处用麻黄看似犯"虚虚实实"之戒，其实是遵《黄帝内经》"体若燔炭，汗出而散"之意，借麻黄通透之性，宣散皮毛，助热外散。

2. 治痘疮倒黡方

寇宗奭曰："郑州麻黄（去节）半两，以蜜一匙同炒良久，以水半升煎数沸，去沫再煎去三分之一，去滓乘热服之。避风，其疮

复出也。一法：用无灰酒煎，其效更速。仙源县笔工李用之子，病斑疮风寒倒靥已困，用此一服便出，如神。"(《本草纲目》)

痘疮内陷，借麻黄祛除风寒外散之性，陷而复出，具"开"之性。

3. 麻黄宣肺酒

"治酒皶鼻。麻黄、麻黄根各二两，头生酒五壶，将药入酒内，重汤煮三炷香，露一宿，早晚各饮三五杯。"(《医宗金鉴》)

此处明言麻黄宣肺酒，其实就是借助麻黄宣肺之功。鼻部准头及两边红赤，甚有带紫，多见于酒客，由胃火熏肺，血瘀凝结，称作"酒皶鼻"。此方用麻黄宣肺活血以发散肺经之邪郁，用麻黄根加以制约而不使肺气开泄太过，二麻同用，一开一阖，既可增强肺气以利其功能，又可达邪而不伤其肺络，让作用完全相反的两味药而成相反相成之效。

4. 嗌药麻黄散

"治内外障眼。麻黄一两，当归身一钱。上二味，同为粗末，炒黑色，入麝香、乳香少许，共为细末。含水，鼻内嗌之。"(《兰室秘藏》)

麻黄虽然是肺的主药，其实同时也能治肝。因麻黄色青入肝，味辛能散，故而也是散肝之品。凡肝有积者，麻黄皆可使用。肝开窍于目，用麻黄治疗内外障眼亦在情理之中，亦是用其宣散上达之性。

5. 走马通圣散

"用麻黄粉，加二分之一量的甘草，和匀，成人每服 6g，开水送下，体弱者酌减。治疗冬季风寒感冒初起，恶寒、无汗头痛、身痛，效捷而价廉。"(《蒲辅周医疗经验》)

将麻黄在药碾中碾过，然后分为纤维状物与粉状物两部分。纤维状物即麻绒，再用蜂蜜炙过，即蜜炙麻绒，长于宣肺平喘。粉状物即麻黄粉，则长于发汗解表。再佐以甘草，可成为有制之师，汗而不伤。其方名"通圣"之意无非是说疗效好，如河间之"防风通圣散"，而其"走马"之意既喻其效之快捷，又说明要看得及时，正所谓"走马看风寒，掉眼观痘疹"。因此，治疗感冒风寒须及时，初起一汗即解，用麻黄的宣通之性不言而喻。

（三）印证麻黄"开"之性的医案举例

若说运用麻黄最具代表的方剂，个人认为非麻黄汤莫属。笔者以各医家运用麻黄汤的案例来再次印证麻黄"开"之性。

1. 寒闭失音案

汪某以养鸭为业，某晚归时，感觉不适，饮冷茶一大钟。午夜恶寒发热，咳嗽声嘶，既而失音。曾煎服姜汤冲杉木炭末数钟，声亦不扬。晨间，其父伴来就诊，代述失音原委。因知寒袭肺金，闭塞空窍，故咳嗽声哑。按脉浮紧，舌上无苔，身疼无汗，乃太阳表实证。其声暗者，非金破不鸣，是金实不鸣也。由于贼风外袭，玄府阻闭，饮冷固邪，痰滞清道，治节失职之所致。治宜开毛窍宣肺气，不必治其喑。表邪解，肺气和，声自扬也。

疏麻黄汤：麻黄9g，桂枝、杏仁各6g，甘草3g。

服后，复温取汗，换衣两次。翌日外邪解，声音略扬，咳仍有痰，胸微胀。又于前方去桂枝，减麻黄为4.5g；加贝母、桔梗各6g，白豆蔻3g，细辛1.5g，以温肺化痰。续进2帖，遂不咳，声音复常。（《治验回忆录》赵守真医案）

2. 癃闭案

吴某，男，36岁。1984年2月15日就诊。患者以捕捉鱼虾为生，经常涉水淋雨。三日前突然畏冷发热，无汗，咳嗽声重，痰白而稀；伴小便点滴不畅，小腹胀急疼痛不可按，痛苦难以言状而延余诊治。脉浮，舌苔薄白。此乃风寒犯肺，肺气郁闭而致尿闭不畅。

方用麻黄汤加味：麻黄15g，桂枝、杏仁各9g，牛膝30g，葱白3茎。水煎温服。

1剂尽而小便通畅。

风寒闭肺，上窍闭塞，致下窍不通，小便点滴不行。治以麻黄汤宣通肺气，启上闸而开支流，此先贤所谓"提壶揭盖"之法也。（《吴光烈临床经验集》）

3. 难产案

偶医一产妇，发动六日，子已出胞，头已向下，而竟不产。医用催生诸方，又用催生之灵符，又求灵神炉丹，俱无效。延余视之，其身壮热，无汗，头项腰背强痛，此寒伤太阳之营也，法主麻黄汤，作一大剂投之，使温覆，少顷得汗，热退身安，乃索食，食讫，豁然而生。此治其病，而产自顺，上工之法也。(《皇汉医学》舒氏医案)

麻黄汤内服有催生之妙，可能与本方散寒利营之功有关，用于表寒不解，营卫闭塞不畅难产。

4. 小儿发热案

（1）杨某，女，6岁。1986年8月15日上午初诊。

主诉：发热3天，体温39.4℃。

现病史：3天前开始流涕头疼；后则发热恶热，无汗，口不渴，身痛，恶心不吐，咽痛微嗽，大便干，小便黄赤。口服退热药无效，平素易患扁桃体炎。

检查：脉浮数，舌赤苔绛黄，咽红、扁桃体Ⅱ度红肿，心肺（－），肌肤干热，体温39.5℃。化验血常规：白细胞总数 $16 \times 10^9/L$，中性粒细胞63%，淋巴细胞37%。

诊断：太阳伤寒恶热型，乳蛾证。

治法：发汗解表，清咽利膈。

处方：麻黄汤。

麻黄6g，桂枝6g，杏仁6g，甘草6g，2剂，水煎服。

8月15日下午复诊：服药2次发汗不出，热稍减，体温38.2℃。重查白细胞总数 $13.2 \times 10^9/L$，中性粒细胞70%，淋巴细胞30%。嘱其再次发汗，继续服药观察。

8月18日再诊：家长诉说，经盖被出汗，汗出热减，夜里服药后继续出汗，汗出透彻，热降身凉，两剂服尽，诸症悉平。脉浮缓，舌（－），扁桃体虽大，红已不显，余（－）。继服牛黄清肺散、月石散、清解散。

按： 本证无恶寒而反恶热，恶热为温病之候，禁用发汗解表之药，但仍以太阳伤寒辨证用药，方用麻黄汤者，其辨证眼目在于无汗。《素问·举痛论》云："寒则腠理闭。"寒邪闭郁肌表，卫气不得泄越，故而无汗，用麻黄汤发汗解表，"体若燔炭，汗出而散"矣。

（2）宁某，男，7岁。1990年11月2日初诊。

病史：发热6天，体温38℃，无汗恶寒，口渴欲饮，无咳痰。

检查：脉浮数，舌咽红，扁桃体Ⅱ度红肿，腹软，肌肤干热，心肺（－）。化验血常规：白细胞总数$15×10^9$/L，中性粒细胞84%，淋巴细胞50%。

诊断：太阳伤寒恶寒口渴型，乳蛾证。

治法：发汗解表。

处方：麻黄汤。

麻黄6g，桂枝6g，杏仁10g，甘草10g，水煎服。

11月5日复诊：服药3剂烧退，出汗不多，咽干，食欲好转。

脉浮缓，舌（－）、陈旧性扁桃体肥大Ⅱ度，心肺、肝脾均（－）。复查：白细胞总数$6.6×10^9$/L，中性粒细胞28%，淋巴细胞71%。投以散剂，巩固治疗。

泻肺散（早服）、平胃散（午服）、月石散（晚服）各20包，每服 2 包。

（3）徐某，女，14 岁。1990 年 11 月 30 日就诊。

病史：发热 5 天，体温 38 ~ 39.5℃，无汗恶热，口渴欲饮，口干不苦，咳嗽无痰，咽痛，干哕，腹不适，大便正常，尿色黄，曾服复方新诺明 5 天，注射洁霉素 3 天，热不退。每天下午至夜间发热，体温 39.7℃，今晨 39.3℃。化验血常规：白细胞总数 6.6×10^9/L，中性粒细胞 45%，淋巴细胞 47%。

检查：脉浮弦数，舌苔少黄，咽红，扁桃体Ⅰ度红肿，肌肤干热，腹软，身无皮疹，体温 38.4℃。

诊断：太阳伤寒恶热口渴型，乳蛾证。

治法：发汗解表。

处方：麻黄汤。

麻黄 6g，桂枝 6g，杏仁 5g，甘草 6g。每剂水煎 3 次，日服 3 次。

12 月 1 日复诊：服药 2 次，后盖被发汗，汗未出。晚上 9 时热退，体温 37.5℃，精神好，口不渴，未大便，唯咳嗽，痰不多，今晨 36.6℃。脉浮缓，舌咽（－），心率 96 次 / 分，肺（－）。

口服牛黄清肺散、月石散、清解散巩固治疗。（《李凤林儿科医萃》）

李凤林先生是内蒙古儿科名医，知者或许不多。李氏认为，"凡无汗即是寒邪所致，无汗是辨别太阳伤寒证的关键"。突破"太阳病，或已发热，或未发热，必恶寒……"的束缚，根据临床表现分为四型：发热恶寒型、发热恶热型、发热不恶寒热型、发热恶寒或恶热口渴型。应用麻黄汤治疗小儿发热属太阳伤寒证者 305 例。结果痊愈 294 例，治愈率 96.5%；好转 6 例，好转率 1.8%；无效 5 例，无效率 1.7%。总有效率达 98.3%。

二、桂枝

《神农本草经·上品》载："牡桂，味辛，温。主上气咳逆，结气，喉痹，吐吸，利关节，补中益气。久服，通神，轻身，不老。生山谷。《名医》曰：生南海。按《说文》云：桂，江南木，百药之长，梫桂也。《南山经》云：招摇之山多桂。郭璞云：桂，叶似枇杷，长二尺余，广数寸，味辛，白花，丛生山峰，冬夏常青，间无杂木。《尔雅》云：梫，木桂。郭璞云：今人呼桂皮厚者，为木桂，及单名桂者，是也，一名肉桂，一名桂枝，一名桂心。

菌桂，味辛，温。主百病，养精神，和颜色，为诸药先聘通使。久服，轻身，不老，面生光华，媚好常如童子。生山谷。《名医》曰：生交址桂林岩崖间，无骨，正圆如竹，立秋采。按《楚辞》云：杂申椒与菌桂兮；王逸云：椒、桂皆香木。《列仙传》云：范蠡好服桂。"

《名医别录·上品》载："牡桂，无毒。主治心痛，胁风，胁痛，温筋通脉，止烦，出汗。生南海。

桂，味甘、辛，大热，有毒主温中，利肝肺气，心腹寒热，冷疾，霍乱，转筋，头痛，腰痛，出汗，止烦，止唾、咳嗽、鼻衄，能堕胎，坚骨节，通血脉，理疏不足，宣导百药，无所畏。久服神仙，不老。生桂阳二月、七八月、十月采皮，阴干。得人参、麦门冬、甘草、大黄、黄芩调中益气，得柴胡、紫石英、干地黄治吐逆。

菌桂，无毒。生交趾、桂林山谷岩崖间，无骨，正圆如竹，立秋采。"

常言道"无汗用麻黄，有汗用桂枝"。麻黄具有"开"之性，因此可用于无汗，而桂枝具有"阖"之性，因此可用于有汗。麻黄"开"之性前已详细论述，下面我们来探讨桂枝"阖"之性。

探讨桂枝"阖"之性的问题，笔者认为绕不开以下这几个有关桂枝的争议。

（一）桂枝是否有发汗的作用

针对这个问题，很多医家都是从桂枝汤的作用来阐述的。桂枝汤适用于汗出恶风、脉缓者，用桂枝汤止汗好像毫无疑问。但是问题就出在喝桂枝汤之后也会有汗出的情况。那么是否喝药后有汗出，就可以说此汤药是解表剂、发汗剂呢？

笔者认为并非如此。比如临床中常用小柴胡汤退烧，当用大剂量的柴胡时，病人会汗出热退，凭此能说柴胡是发汗药吗？再如某些体质虚弱之人，稍进饮食或喝水（不管是冷水还是热水）都会出汗，能说他吃的食物或者喝的水就可以发汗吗？因此，笔者认为不能以进食药物或者食物后有汗出就认为这个是发汗药，如果是这般认识，那发汗药就太宽泛了。说到发汗，首先要清楚汗是怎么来的？李士懋、田淑霄先生合著的《汗法临证发微》对此有详细阐述，笔者转述于此。

1. 汗的来源

津液外渗于肌肤，称之为汗。《素问·阴阳别论》云："阳加阴谓之汗。"那如何才能阳加于阴而为汗呢？《灵枢·决气》给出了答案："何谓津？岐伯曰：腠理发泄，汗出溱溱，是谓津。何谓液？岐伯曰：谷入气满，淖泽注于骨，骨属屈伸，泄泽，补益脑髓，皮肤润泽，是谓液。"

这一小段明确指出津液外渗于肌肤而为汗。这种汗具有充皮肤、肥腠理、润泽肌肤的作用，可称之为常汗或者说是生理之汗，属于我们平时说的正汗之范畴。

从《黄帝内经》原文中也可以看出，产生正汗必须具备两个条件：一是"腠理发泄""泄泽"，津液能够外达，也就是必须阴阳升降出入道路通畅，方能阳加于阴而泄泽，津液外达于肌肤以充养润泽。二是阴阳充盛，即"谷入气满"。谷入于胃，脾化生精微，转输至周身，渗入骨而骨可屈伸；注于脑而补益脑髓，髓海充盈，精气旺盛；外达肌肤，润泽皮毛。

了解清楚了汗的来源，那发汗就涉及汗法的范畴，中医对于汗法又是如何认识的呢？

2. 汗法

发汗的方法有广义和狭义之分。

（1）广义汗法：是指用汗、吐、下、温、清、补、和、消八法，使阴阳调和，可使正汗出者。张锡纯曰："天地阴阳和而后雨，人身亦阴阳和而后汗……则发汗原无定法。当视其阴阳所虚之处而调补之，或因其病机而利导之，皆能出汗，非必发汗之药始能汗也。"又云："白虎汤与白虎加人参汤，皆非解表之药，而用之得当，虽在后下，犹可须臾得汗。不但此也，即承气汤亦可为汗解之药，亦视其用之何如耳。""寒温之症，原忌用黏腻滋阴，而用以为发汗之助，则转能逐邪外出，是药在人用耳。""心有燥热之人，得凉药之濡润，亦恒自汗出也。"这就是"调剂阴阳，听其自汗，非强发其汗也"。

金寿山亦云："大多数温病须由汗出而解……在气分时，清气分之热亦能汗解；里气通，大便得下，亦常能汗出而解；甚至在营分、血分时，投以清营凉血之药，亦能通身大汗而解。"

《景岳全书·伤寒典·论汗》："故凡治表邪之法，有宜发散者，有宜和解者，有宜调补营卫者。如果邪实而无汗，则发散为宜；有汗而热不除，则和解为宜；元气虚而邪不能退，则专救根本，以待其自解自汗为宜。此逐邪三昧，万全之法也。"此言发汗法，不仅指狭义发汗法之一端，他如吐、下、温、清、补、和、消，皆可令阴阳调和而自然汗出。所以，从一定意义上来讲，八法皆属于广义汗法，正如程国彭在《医学心悟》所云："盖一法之中，八法备焉；

八法之中，百法备焉。病变虽多，而法归于一。"程国彭又于论汗法一节云："总而言之，凡一切阳虚者皆宜补中发汗，一切阴虚者皆宜养阴发汗，夹热者皆宜清凉发汗，夹寒者皆宜温经发汗，伤食者则宜消导发汗。"

（2）狭义汗法：是指经服发汗剂或针熨灸熏等治法之后，必令其正汗出的一种方法。这里需要强调两点：一是使用了必令其正汗出的必字，即必经发汗使正汗出而邪乃散的一种治疗法则。若虽予发汗剂而汗不出，或汗出不彻，则为误治或药力未达。二是强调所出之汗必须是正汗，若为邪汗、脱汗，则为误治，皆非狭义发汗法。因此，狭义汗法是用发汗来祛邪的。由此可见，《方剂学》教材把桂枝汤归入解表剂中，《中药学》教材把桂枝归入解表药中，是不够准确的，容易产生误导。

为何这么说呢？因为桂枝汤的发汗与麻黄汤的发汗方式不同。麻黄汤是开腠理，宣通玄府，是强令其汗，属狭义汗法，就是我们平时说的发汗剂；而桂枝汤是调理阴阳，阴阳和而后汗，属广义汗法。当然桂枝汤也有发汗的作用，如太阳中风证，主以桂枝汤，所治者，乃虚人外感，如《伤寒论》第42条云："太阳病，外证未解，脉浮弱者，当以汗解，宜桂枝汤。"此乃正气虚又感太阳表证，法当扶正祛邪，用桂枝汤，且必加辅汗三法（连服、啜粥、温覆），助胃气，并使药力相继，方能汗出，使邪随汗解。因此，临床运用桂枝汤，如果不加辅汗三法，则未必出汗。

若云桂枝能发汗，桂枝合甘草，辛甘发散为阳，服之可令汗出而称其为发汗剂或解表剂，亦非确当。试问临床上用桂枝甘草汤时，有见过汗出的吗？再如治疗奔豚的桂枝加桂汤，如果说桂枝可以发汗，桂枝汤是发汗剂，现在又加桂枝二两，那不是发汗的力量更强，当称之为强发汗剂吧？但是仲景并未言其发汗，亦未加辅汗三法，所以加桂者，以其泄奔豚气也。

所以说桂枝汤虽有扶正发汗的作用，但它的主要作用在于调和营卫，轻补阴阳。因此，桂枝汤当为补益剂，主要是有止汗补益之用，而非发汗剂。

我们再换个角度讲发汗。发汗无非就是把体内过剩的水分，往皮肤外面排泄出去。如麻黄汤证，因寒郁皮毛，水毒不得宣泄，影响神经则为一身尽疼，影响于肺则为喘息，这才需要发汗。汗出则水毒尽去，所以也可以说是逐水式的发汗。而大家看桂枝汤证的自汗，其实应该是局部之汗，何以见得？我们复习一下《伤寒论》中有关桂枝汤的经典条文。

太阳中风，阳浮而阴弱，阳浮者，热自发，阴弱者，汗自出，啬啬恶寒，淅淅恶风，翕翕发热，鼻鸣干呕者，桂枝汤主之。

桂枝三两，去皮　芍药三两　甘草二两，炙　生姜三两，切　大枣十二枚，擘

上五味，㕮咀三味，以水七升，微火煮取三升，去滓。适寒温，服一升。服已须臾，啜热稀粥一升余，以助药力。温覆令一时许，遍身漐漐，微似有汗者益佳，不可令如水流漓，病必不除。若一服汗出病差，停后服，不必尽剂。若不汗，更服依前法。又不

汗，服后小促其间，半日许，令三服尽。若病重者，一日一夜服，周时观之。服一剂尽，病证犹在者，更作服。若汗不出，乃服至二三剂。禁生冷、黏滑、肉面、五辛、酒酪、臭恶等物。

桂枝汤方后的煮服法中可见"遍身漐漐"四字，由此可知服汤以后，可以遍身漐漐，就可以推想到未服汤时一定是局部淫淫。如果大家不信，可以看一下经方大家曹颖甫《经方实验录》中几则运用桂枝汤中的医案。

案一

汤左（二月十八日）太阳，中风，发热，有汗，恶风，头痛，鼻塞，脉浮而缓，桂枝汤主之。

川桂枝三钱　生白芍三钱　生甘草钱半　生姜三片　红枣六枚

按：此案仅仅说有汗，虽然未说明是否局部出汗，但亦未明言全身皆汗。

案二

余尝于某年夏，治一同乡杨兆彭病。先，其人畏热，启窗而卧，周身热汗淋漓，风来适体，乃即睡去。夜半，觉冷，覆被再睡，其冷不减，反加甚。次日诊之，病者头有汗，手足心有汗，背汗不多，周身汗亦不多，当予桂枝汤原方。

桂枝三钱　白芍三钱　甘草一钱　生姜三片　大枣三枚

又次日，未请复诊。后以他病来乞治，曰："前次服药后，汗出不少，病遂告差。药力何其峻也？"然安知此方乃吾之轻剂乎？

按：此案明确说明病者头有汗，手足心有汗，背汗不多，周身汗亦不多，乃局部之汗。

案三

我治一湖北人叶君，住霞飞路霞飞坊。大暑之夜，游大世界屋顶花园，披襟当风，兼进冷饮。当时甚为愉快，顷之，觉恶寒，头痛，急急回家，伏枕而睡。适有友人来访，乃强起坐中庭，相与周旋。夜阑客去，背益寒，头痛更甚，自作紫苏生姜服之，得微汗，但不解。次早乞诊，病者被扶至楼下，即急呼闭户，且吐绿色痰浊甚多，盖系冰饮酿成也，两手臂出汗，抚之潮，随疏方。

桂枝四钱　白芍三钱　甘草钱半　生姜五片　大枣七枚　浮萍三钱

加浮萍者，因其身无汗，头汗不多故也。次日，未请复诊。某夕，值于途，叶君拱手谢曰，前病承一诊而愈，先生之术可谓神矣！

按：此案说明患者只是两手臂出汗，抚之潮，余处未说有汗，亦是局部汗出而已。

方药中先生亦强调桂枝汤具固表敛液之功，再结合曹氏医案来看，桂枝汤可谓是具有收敛止汗之功，可收敛局部之汗。用药后的药汗乃是阴阳调和的结果，并非狭义发汗法中的汗出，而是八法中广义的发汗法。那桂枝汤属于八法中的哪一法呢？黄煌教授认为，桂枝汤是古代的补益剂，凡是经过寒冷、饥饿、极度疲劳、精神紧张以后，患者出现自汗、心悸、腹痛、脉弱等情况下，均可使用。

张仲景的时代是兵荒马乱的年代，从战场上下来的士兵，疲于奔命的难民，就是桂枝汤的最佳适应者。经过大量的出汗，已经多日无法正常进食和休息，成天处在极度惊恐之中，可能是风餐露宿、饥寒交迫，这样的人必定形容憔悴，消瘦。强烈的惊恐导致心动悸、烘热或出冷汗，饥饿导致干呕、腹部阵阵的隐痛，反复出汗使得全身肌肉酸痛，寒冷的刺激又使鼻流清涕、关节痛、恶风，这就是桂枝汤证。桂枝汤中药物都是食物中药。甘草、生姜、大枣、桂枝、芍药，就像今天的酸辣汤，先喝一碗，然后喝上热气腾腾的糜粥，盖上被子，好好睡一觉，病人自然会微微出汗。一觉醒后，许多症状必然减轻或消失。这就是桂枝汤的魅力。桂枝汤不是发汗剂，病人服药以后的汗出，是机体各种调节功能恢复的标志，用中医的话说，就是那热粥的"谷气"加上患者的"胃气"交融的结果，是"营卫之气和谐"的结果，是体内阴阳平衡的结果。桂枝汤证的自汗是病汗，常带凉意，而服用桂枝汤后的微微汗出是药汗，药汗则带热意，此即药汗与病汗的区别。

　　我们再从血与汗的角度来讲，曹颖甫先生认为桂枝汤主要是用于血运之不调匀，而汗生于血，血运不匀，则充血之处有汗，而贫血之处无汗。用桂枝汤的目的，就是收敛局部充血，转而使血脉通调，从而使局部畸形的汗态，进入"阳加于阴则为汗"的正常汗液输布状态。而服汤后的"遍身漐漐"则是由辅汗三法发出来的，并非桂枝汤真有发汗能力，这种汗亦是阴阳调和时加强刺激出来的药汗，因为此时是寄希望此可扶正祛邪，乃合狭义发汗法。因此，平时大家用桂枝汤见太阳中风证方用辅汗三法，而不会在患者没有表邪的时候也用辅汗三法吧？

我们再来看《伤寒论》中有关桂枝的最简方——桂枝甘草汤："发汗过多，其人叉手自冒心，心下悸，欲得按者，桂枝甘草汤主之。桂枝四两，去皮，甘草二两，炙。上二味，以水三升，煮取一升，去滓，顿服。"

此方桂枝和甘草配伍符合后世辛甘发散为阳之意，可临床上有谁见过服用桂枝甘草汤出汗的？因此，桂枝并非是解表药、发汗药，而是一个治疗水气上冲的药，具收敛之性，符合"阖"之性。

《活人书》云："悸气者，动气也。"什么叫作动气呢？《伤寒论今释》云："发汗过多，血液衰少，心房大张大缩，以维持血压。"据此可知，桂枝甘草汤证是上部虚性充血，桂枝甘草汤是治上部虚性充血之方，通过桂枝收敛之性，收敛其上部充血，转而血运通调，心房由大张大缩转为恢复正常活动，从而心悸得解。如若桂枝是具有"开"之性，能发汗的话，此方用桂枝四两远比甘草二两为重，那么此条已是"发汗过多"，再发其汗，一定要大汗亡阳了。

可能有人会觉得这里举例桂枝甘草汤、桂枝汤说明桂枝"阖"之性，是把桂枝甘草汤、桂枝汤与桂枝混为一谈了。那我们再看一个古籍中的桂枝最简方，是否觉得其具有"开"之性，具有发汗解表之功。《肘后方》记载一则治疗"中风逆冷，吐清水，宛转啼呼，用桂一两，水一升半，煎半升，冷服。"这就是通过桂枝收敛之性，使其局部多余的水液正常输布，从而吐清水止。

　　说到仲景用桂枝乃具收敛之性，很多人可能还会觉得不可思议，无法理解。那我们就再看一下肉桂的功效，《中药学》教材说肉桂具有引火归原的作用，这一点是非常明确的收敛之性，可使下元虚衰所致的上浮虚阳回归故里。那仲景时代桂枝和肉桂是否有别呢？

（二）仲景时代桂枝和肉桂是否有别

　　黄煌教授在《张仲景50味药证》中提到张仲景时代没有桂枝、肉桂之分，《伤寒论》《金匮要略》中提及的桂枝应包括肉桂在内，且认为肉桂所主治的大多是循环系统、呼吸系统、消化系统比较严重的病变，这与《伤寒论》《金匮要略》中桂枝使用的范围是基本一致的。可以认为，张仲景桂枝的药证基本上就是当今肉桂的药证。黄煌教授在使用桂枝类经方时，大多使用肉桂，或桂枝与肉桂同用。传统桂枝是因药用桂树之嫩枝而得名，如《本草便读》云："桂枝，即桂树之枝。"而《本草经集注》则进一步说明桂枝的药材要求"惟以嫩枝破卷成圆者用之"，因而时可见老中医处方时写"桂枝尖"，就是用其嫩枝。而目前药房所备的桂枝常如拇指大小，显然已不是嫩条，那你觉得现代所用之桂枝是肉桂还是桂枝呢？因此可以说，桂枝有很多"阖"的性质存在，具有收敛之性。

　　此外，黄煌教授还讲到桂枝："应该参与了神经系统的调节。就'气上冲'和'奔豚'来看，类似于腹腔的内脏神经丛机能亢进，导致肠道异常蠕动。桂枝治'悸'，可能是直接作用于心脏，更可能是通过作用于支配心脏的神经来实现的。而对于心下悸或脐下悸等大动脉的异常搏动，桂枝的作用途径可能就不仅仅是作用于心脏了，很可能是镇静相关神经。所谓'下气'，是针对'上气'而言的。桂枝'下气'可能是桂枝抑制内脏神经，使得胃肠逆蠕动得以恢复正常状态，倒不完全是桂枝促进肠道气体向下排泄。"黄煌老师这一段话亦可表明桂枝具有向下、向内、收敛的"阖"之性。

（三）关于辛味能敛

关于中药五味的性能，明代医家李时珍说："甘缓、酸收、苦燥、辛散、咸软、淡渗，五味之本性，一定而不变者也。"朱步先先生认为其理固是，但"一定"之辞往往束缚人的思想，以为五味功用尽在于斯。其实天下之理未有一成不变者。桂枝辛温，虽有发散之性，而其用却可敛。为何？

朱步先先生在《五味功用之辩证观》一文中提道："《白虎通》：'水味咸，是其性也，北方藏万物，咸所以坚之也；木味酸，东方万物之生，酸所以达之也；火味苦，南方长养万物，苦所以长养之也；金味辛，西方杀伤万物，辛所以杀伤之也；土味甘，中央者中和也，故甘犹五味，以甘为主也。'咸味乃水之所化，禀寒沍之气而能坚；酸味则具升发之性，可作条达之用；苦味乃火之所化，并非一味泄降，毫无生机，还有生长、发育之功；辛味则禀刚劲之气，亦犹万物之凋敝，具收敛之义；唯独甘味不偏不倚，无所不和。……辛味能散，毋庸细说；辛能收敛，义见于前。举例证之，味辛如防风，不仅可用于发散风寒，还可用于敛汗、止血。《本草纲目》载一治'自汗不止'之验方，系用防风一味为丸，'每服二钱，浮麦煎服'。《张氏医通》之'防风丸'，迳取防风一味为末，醋和为丸，治妇人'崩漏下血，色清淡者'。升阳固下，其血自止，颇具深意。川芎味辛性温，《本草》视为'血中之气药'，能'上行头目，下行血海'，活血祛瘀，祛风止痛。因其辛散香窜，旺盛血行，故妇人崩漏或经行量多当慎用。若用其收涩，似乎匪夷所思。然而《千金方》用一味川芎，'治崩中昼夜十数行，众医所不能差者'。所谓'众医所不能差'，无非常法用之不应，补之固之无功。盖崩中漏下日久，宿血残留，瘀阻胞宫，新血不得归经，故见血止血，徒劳无益。于是法外求法，独取川芎一味先夺其实，可谓'将欲歙之，必固张之'（《道德经》）欲求收敛，故先扩张，促成事物向对立面转化，其义甚精，其理甚微。"

（四）桂枝和白芍相配就一定是桂枝散白芍收吗

传统认为桂枝和白芍是桂枝汤中的主药部分，桂枝辛温通阳，白芍酸寒敛阴。倘若笔者说桂枝敛，白芍泄，读者可能会觉得这是离经叛道。可你有没有想过，白芍其实是可以泄的？

白芍是收是泄，其实早在《神农本草经》和《名医别录》中就已经埋下了伏笔。朱步先先生在《从气味阴阳谈单味药功用的对立与统一》一文中提道："白芍一味，《神农本草经》称其为味苦、性平，《名医别录》称其味酸、性微寒，由此就已经引发了白芍'苦平开泄'和'酸寒收敛'之争。说它'苦平开泄'，如清代医家张隐庵谓：'芍药气味苦平，苦走血，故为血分之药；苦下泄，故《本经》主邪气腹痛，除血痹，破坚积寒热。因其破泄，故《太阴篇》云：太阴为病，脉弱，其人续自便利，设当行大黄、芍药者，宜减之，以其人胃气弱，易动故也。今人咸云：芍药主酸敛，而不知有大黄之功能。'……近代名医章次公说：'自宋元而后，上工大师之论芍药，莫不以为酸寒收敛……拙巢先生（曹颖甫）根据《本经》，独以苦平开泄，殊有卓见。'曹氏为近代经方大家，他的观点颇具一定的代表性。为了弄清白芍的性味，曹氏曾取白芍亲尝之，谓：'白芍味甘微苦，赤芍则甚苦，可见《本经》苦平之解甚为的当。予谓苦者善泄，能通血络之瘀。'对白芍性能的纷争，不妨借助气味阴阳进行分析，《别录》说白芍'酸寒'，性寒益阴，味酸能敛能泄，且酸入肝，故白芍具养阴柔肝、敛阴泄热之功。但不仅如此，邹澍说：'芍药十月生芽，三月放花，破阴寒凝沍而出，乘阳气全盛而荣。'《本经》说它性平，《别录》说它味酸，是说它还具升发之性。味苦固然可泄，但其性升发，所以李东垣说它'可升可降'。"由此可谓桂枝汤中桂枝能敛，芍药能泄也未尝不可。黄煌教授称芍药为"小大黄"，量大可通便。笔者常用大量的白芍配伍白术治疗虚人便秘而获良效。既然白芍能开泄，为何桂枝不能收敛？

（五）印证桂枝"阖"之性的医案举例

1. 吃饭时流清涕案

马某，男，77 岁。2013 年 5 月 10 日初诊。

几年来鼻腔干燥，吃饭时流清涕且无法制止。近两个月来体重有所减轻，大便秘结，小便色黄，有前列腺炎病史，夜尿 4～5 次，无汗出，舌质淡，苔薄黄，脉弦。辨证为营卫不和所致津液失调。方用桂枝汤加味：桂枝 12g，白芍 12g，炙甘草 6g，生姜 6g，大枣 15g，玄参 15g，生地黄 12g，麦冬 12g，4 剂。

2013 年 5 月 14 日二诊：病人欣喜复诊，诉流鼻涕症状已缓解七成，鼻腔干燥已不明显，大便正常偏干，舌淡，苔薄黄，脉弦细。考虑脾阳不足，推动无力。去生地黄、麦冬；加厚朴 10g，枳实 10g，肉苁蓉 20g。（《100 首经方方证要点》刘志龙医案）

2. 盗汗案

某男，26 岁。入睡后通身如浴，醒则汗止，微恶寒。周身酸困，舌红苔白，体温 36.7℃，脉濡。服桂枝汤 3 剂，汗渐止，继服 2 剂痊愈。（《经方的继承与创新》林晓波医案）

3. 遗精案

某男，38 岁。遗精频繁，精神欠佳，周身乏力，腹部灼热感，面浮黄，舌质暗淡，脉细弱。以桂枝汤加当归、龙骨、牡蛎 10 剂，遗精止。（《经方的继承与创新》徐娜、韩荣医案）

4. 崩漏案

某女，42 岁。月经提前、量多，淋漓不尽十余天，面色苍白，脉沉弦。诊为功能性子宫出血，给予桂枝汤合失笑散加减。1 剂后，血量明显减少，3 剂血止。(《经方的继承与创新》徐娜、韩荣医案)

5. 项背拘急案

刘某，男，41 岁。患病已 3 个月，项背强紧，顾盼俯仰不能自如，自汗出而恶风。问其大便则称稀溏，每日二三次，伴有脱肛与后重等症。切其脉浮，视其舌苔白润。辨为桂枝加葛根汤证，其大便溏薄、肛肠下坠后重，则为阳明受邪，升清不利之象，为"太阳阳明合病"。处方：桂枝 15g，白芍 15g，葛根 16g，生姜 12g，炙甘草 10g，大枣 12 枚。

服药后，不须啜粥，连服 7 剂，诸症霍然。(《刘渡舟临证验案精选》)

6. 心悸案

李某，女，54 岁。本有肝咳夙疾，近复事不遂心，肝气郁结，肝木犯胃，呕吐四日不止，且频繁而剧烈。每呕吐发作，汗水淋漓，头发尽湿，胃液、胆汁尽皆吐净，仍干呕不已。肢体倦软如泥，精神疲惫不支。某医院谓神经性呕吐、中度脱水，补液、镇吐三日，呕吐始止。自知神疲少气非一日可复，惟心之动悸难以得忍，下床稍动即筑筑不宁，故双手捂按心下以求轻快，不敢稍懈也。观其舌象，淡白润滑。诊得脉来弦细无力，皆一派阳气不足之症。

汗为心液，由阳气蒸化津液而成。呕吐剧烈、汗出过多，心阳受损，故悸动不宁、喜手捂按。桂枝甘草汤为振奋离宫，汗多心阳虚损之治方。遂拟：桂枝 10g，炙甘草 5g，1 剂。

患者疑方药轻简，不能中病。余谓方证相吻，定有奇效，力催速服。已而果然。善后方拟炙甘草汤。（《临证实验录》闫云科医案）

7. 失眠案

张某，女，65 岁。1965 年 12 月 13 日初诊。多年失眠，久治不效。近头晕心悸，脐左跳动，有时感气往上冲，冲则心烦，汗出，口干不思饮，苔白，脉缓。此属寒饮上扰心神，治以温化降逆，佐以安神。予苓桂枣甘汤加味：茯苓 24g，桂枝 12g，大枣 5枚，炙甘草 6g，酸枣仁 15g，远志 6g。

服 3 剂，睡眠稍安，头晕心烦、气上冲感亦减，前方加生龙牡各 15g，续服 6 剂，诸症若失。（《经方传真》胡希恕医案）

8. 自汗案

李某，男，40 岁。1972 年 6 月 11 日就诊。患项部自汗，竟日淋漓不止，频频作拭，颇感苦恼，要求中药治疗。诊其脉浮缓无力，汗自出。分析病情：项部是太阳经脉所过，长期汗出，系经气向上冲逆，持久不愈，必致虚弱。因投以仲景之桂枝甘草龙骨牡蛎汤，和阳降逆，协调营卫，收敛浮越之气。先服 4 剂，自汗止。再服 4 剂，以巩固疗效。（《岳美中医学文集》）

风从外中未必错，麻黄开窍可还魂
——浅谈麻黄的醒脑开窍作用

一、中风与续命汤

中风病（脑血管病）是威胁人类健康的三大疾病之一，具有发病率高、患病率高、致残率高、复发率高、治愈率低的特点，已成为当今严重危害中老年人生命与健康的主要公共卫生问题。

我们仔细研读中医文献却发现，宋以前的医家对中风的疗效比现在要高许多，如许叔微记载："凡中风，用续命、排风、风引、竹沥诸汤及神精丹、茵芋酒之类，更加以灸，无不愈者。"唐人孙思邈说："依古法用大小续命二汤通治五脏偏枯贼风方……效如神。"真正使我注意到续命汤的是余国俊所著的《中医师承实录》和《我的中医之路》。这两本书中记述了作者师徒三代运用此方治疗急性脊髓炎、脑干脑炎、格林－巴利综合征和氯化钡中毒的多例验案，效如桴鼓，言之凿凿。

如 20 世纪 30 年代，江尔逊初学医时，有唐某，男，年五旬，体丰，嗜酒。一日，闲坐茶馆，忽四肢痿软，不能自收持，呈弛缓性瘫痪而仆地。其时神志清爽，言语流畅，诸医不知何病。江老的业师陈鼎三先生诊之曰："此病名风痱，治宜《金匮》古今录验续命汤。"投原方1剂，次日顿愈。1950年，有乔某（时任当地县贸易公司经理），正当盛年。一日，忽然双下肢动弹不得，不痛不痒，卧床不起，无任何诱因。家人大骇，请江老诊治。江老因忆陈师治验，授以此方，服2剂即能下床行走。

1965年8月，江老使用本方配合针刺，抢救成功1例风痱证。患者雷某，男，18岁，患"急性脊髓炎""上行性麻痹"。除了上下肢麻木、不完全瘫痪外，当时最急迫的是呼吸、吞咽十分困难。西医在抗感染、输液及维生素等治疗外，不断注射洛贝林、樟脑水并吸氧进行抢救，前后救治6天，患者仍出现阵发性呼吸困难，呈吞咽式呼吸，有气息将停之象，时而瞳孔反射消失，昏昏似睡，呼之不应，全身深浅反射均缺失。西医遂断其难以救治，多次叮咛家属"命在旦夕"。家属亦电告家乡准备后事。为聊遂家属要求，以尽人事，才勉邀江老会诊。江老亦投以本方，配合针刺。仅服药1剂，危急之象顿除；守服5剂，诸症若失。继以调补气血收功。

上海许士骡教授，喜欢重用麻黄治疗中风，无论是出血性的、梗塞性的，或者混合性的，他都用其自拟方，叫通脑方（麻黄、桂枝、甘草、细辛、川芎等）。他观察用了这张方以后，没有出现血压升高，也没有出现心跳加快。他说只要配伍得当，不会出现副作。1991年某大学教师突患中风，经CT诊断为脑内血肿，给予自制"通脑方"，重用麻黄20g。经半个月治疗后，中风偏瘫明显改善；治疗 1 个月后，偏瘫即恢复正常。经 CT 复查，脑内血肿已吸收。

高允旺医生曾治疗一患者，男，35 岁。平素血压（140～160）/（90～110）mmHg，并有头痛、恶心症状。1999 年 1 月 28 日因受惊而致突然神志不清，右侧半身不遂，因天气寒冷身体健侧寒战，发病 4～5 小时后才急送某院。入院检查血压 140/100mmHg，右瞳孔散大，意识不清，呼之不应，牙关紧闭，膝肘僵硬，四肢痉挛，角弓反张，全身寒战。CT 示脑基底节出血约 20mL，诊为脑破裂伤伴重度昏迷。经专家会诊，予止血、脱水、抗炎、降颅压。每天输液约 2500mL，吸氧、鼻饲、导尿。经治 8 天，昏迷加重，咳嗽气促，通知家属，病危出院。于 2 月 9 日急诊转入本院，患者昏迷不醒，舌謇肢瘫，神昏失语，四肢痉挛，角弓反张，皮肤弹性差，骨瘦如柴。入院诊断：脑中风，属中脏腑闭证。追述病史，平素血压偏高，后因抢救输入大量液体，阴长阳消，阴寒收引，肺失宣化，脑窍郁闭，急用小续命汤加减：麻黄 10g，防己 10g，人参 10g，黄芩 10g，制附子 60g（先煎），肉桂 15g，白芍 15g，川芎 20g，杏仁 10g，甘草 10g，防风 20g。

用法有三：①药氧吸入（即将药液放入蒸馏瓶）；②药液热敷前后胸腹；③鼻饲或灌肠，每日 6 次，一次 60mL，4 小时左右治疗 1 次。连用 3 日后，双眼睁开，患体肢软，抽搐停止，排出尿液，全身汗出。3 月 1 日复查头部磁共振，与 1 月 28 日 CT 片对比发现，出血面积缩小，脑破裂伤密度减低。仍用药氧吸入、鼻饲小续命汤治疗。120天后痊愈出院，1年后随访，和常人一样可以开车。

二、麻黄类方——小续命汤

【处方】麻黄、桂枝、当归、人参、石膏、干姜、甘草各三两，穿窍一两，杏仁四十枚。以水一斗，煮取四升，温服一升，当小汗，薄覆脊，凭几坐，汗出则愈，不汗更服，无所禁，勿当风。并治但伏不得卧，咳逆上气，面目浮肿。

【主治】中风痱，身体不能自收，口不能言，冒昧不知痛处，或拘急不得转侧。姚云："与大续命同，并治妇人产后去血者，及老人小儿。"

【方义】此六经中风之通剂也。吴鹤皋曰："麻黄、杏仁，麻黄汤也，治太阳伤寒；桂枝、芍药，桂枝汤也，治太阳中风。此中风寒，有表证者所必用也。人参、甘草补气，川芎、芍药补血，此中风寒，气血虚者所必用也。风淫故主以防风，湿淫佐以防己，寒淫佐以附子，热淫佐以黄芩。病来杂扰，故药亦兼赅也。"

【主药】续命汤主药是麻黄。《神农本草经》："麻黄，味苦温，主中风，伤寒头痛，温疟，发表出汗，去邪热气，止咳逆上气，除寒热，破癥坚积聚。"据此可以归纳麻黄的功用主要有：①解表发汗；②利水消肿；③平喘止咳；④温经通阳；⑤活血祛瘀；⑥醒脑开窍。

三、麻黄类方——麻黄汤

【别名】还魂散（《圣惠·卷五十六》）、追魂汤（《普济方·卷二三七》引范氏方）。

【处方】麻黄（去节）三两，杏仁（去皮尖）七十个，炙甘草一两。《千金》用桂心二两。上三味，以水八升，煮取三升，去滓，分令咽之，通治诸感忤。

【功能主治】救卒死，客忤死；主卒忤鬼击飞尸，诸奄忽气绝无复觉，或已无脉，口噤拗不开。

【各家论述】《千金方衍义》："此即《伤寒论》'太阳例'中麻黄汤。以桂心易桂枝入肝以招其魂；麻黄入肺以通其魄；杏仁入络以降其逆；甘草入腑以缓其暴，暴逆散而魂魄安矣。"

【相关验案】

1. 煤气中毒案

刘某，男，44 岁。1980 年孟冬煤气中毒，其亲属发现时已昏迷不醒，手撒遗尿，呼之不应。急送某医院抢救后苏醒。醒后头晕头痛，胸中闷窒，烦躁不安，恶心欲吐，周身乏力，记忆力减退，精神恍惚。翌日晨起，诸症不减，邀余诊治。舌苔白腻，脉沉弦有力。辨证为余毒内伏，神明受扰。治宜宣通气血，祛毒外出。乃试投麻黄汤。处方：麻黄、生甘草各 15g，桂枝、苦杏仁各 10g。

服药 1 剂，通体大汗，精神清爽如常人。

按：煤气余毒内伏，须有外出之路。麻黄发汗利水，宣通气血，驱散毒邪，徐大椿谓其"轻扬上达，无气无味，乃气味中之最轻者。故能透出皮肤毛孔之外，又能深入凝痰积血之中，凡药力所不能到之处，此能无微不至。较之气雄力厚者，其力更大"。（王维澎医案）

2. 突发性耳聋案

刘某，女，52岁。2005年1月16日初诊。2004年12月5日晨锻炼时，天下大雪，旋即感右侧偏头痛，鼻塞，流清涕，咳嗽，身痛。服川芎茶调丸及西药扑感敏治疗后，感冒症状基本消失，但右耳突发耳聋、耳鸣，又用西药治疗无效。现右侧耳鸣、耳聋，头昏胀，恶风，形寒肢冷，无汗，舌淡，苔薄白，脉浮紧。证属风寒入侵，肺失宣降，耳窍不利。治以宣肺散寒，通利窍道。方用麻黄汤加味：麻黄、杏仁、石菖蒲各12g，桂枝、防风各15g，细辛6g，川芎10g，黄芪30g，甘草3g，生姜6片，大葱白5根引。1日1剂，水煎服。

服药后食稀粥一碗，卧床盖被发汗。服2剂后微汗出，头昏胀、形寒肢冷、右耳耳鸣耳聋减轻，能听到微弱声音。前方再服3剂后，耳聋、耳鸣基本消失；前方再服2剂巩固疗效，随访4个月未复发。

按：此例患者受严冬风雪之寒气侵袭，致肺失宣降、寒凝气滞、耳窍不通而耳聋，故用麻黄汤发散风寒。风寒祛，耳窍通，耳聋自愈。（《经方名医实践录》陈燕萍医案）

3. 胸痹案

刘某，男，56 岁。1980 年 12 月诊。胸闷，气短，胸痛彻背，动则尤甚，时常发作 1 年余。近月余发作频繁。刻诊：气短声低，气急而咳，痰少色白，畏寒怯冷，面色㿠白，四肢欠温，舌暗苔白，脉细数无力。T：36 ℃；P：105 次 / 分；BP：120/60mmHg；心电图示心肌供血不足，窦性心动过速，偶发室早。西医诊断为冠心病、心绞痛。此乃胸中阳气不振，不能贯心脉，则胸闷、胸痛；不能达于四末则四肢欠温；不能温分血肉则畏寒怯冷，时时恶风。宜麻黄汤主之：炙麻黄 6g，桂枝 15g，杏仁 6g，炙甘草 30g，薤白 6g，附子 30g（另包先煎）。

服药 3 剂，诸症消失。P：82 次 / 分；BP：140/80mmHg；心电图示心肌供血不足。调理月余，随访 1 年，未见发作。

按：麻黄汤宣肺解表，散寒通滞，消除病因使胸中阳通阳化气，对本证属阴寒凝聚型的有较好疗效，是治疗本病的重要方法之一。（彭艺丛医案）

4. 乳腺管闭塞案

史某，女，24 岁。因睡姿不当，挤压乳房，遂发冷发热如疟状。现见左侧乳房胀硬，乳汁排泄不畅，舌苔薄白，六脉浮紧。T：37.2℃。血象正常。投麻黄汤，药物组成：麻黄 7g，桂枝 10g，炒杏仁 15g，炙甘草 5g。

1 剂，水煎服，汗出病愈。

按：乳腺管闭塞，俗名挤乳，多由于初产乳汁淤积，排泄不畅而发病。医者往往拘于"产后以大补气血为主"之论，视麻黄如剧毒，畏而不用，错失使毒害性物质从汗腺排出之良机，而成痈化脓，缠绵不愈。岂知本方虽谓发汗峻剂，但在乳腺闭塞初期，确系解表通经首选方剂。（《麻黄汤》李世太、李敬兰医案）

我们临床常用的麻黄可"开窍"。《庄子·天地》曰："通于一而万事毕。"麻黄汤证病机的"一"：寒邪郁闭（闭）；麻黄汤作用的"一"：开窍，通经络（开）。

无论麻黄能治疗多少种病证，它的基本作用就是发汗开窍，其延伸就是温经通络散寒，乃至开窍醒脑。以上所举医案病机的共同点，即寒邪郁闭。人本一体，表里同气，表气闭塞则里气逆乱，表气通则里气和。《日华子本草》曰麻黄"通九窍，调血脉，御山岚瘴气"。麻黄"开窍"之奥妙，并不单在一个"汗"字，而是可以通利九窍，宣畅脏腑之气。

清代名医魏之琇在《名医类案正续编·卷二·中风》中说："华岫云曰：凡肢体拘挛，半身不遂，口眼歪斜，舌强语謇，此本体先虚，风阳夹痰火壅塞，以致营卫脉络失和。治法急则先开关，继则益气充血，盈脉络通利，则病可痊愈。"读了这段话，有恍然大悟之感。在中风病的治法上，首先要解表，要先"开关"，然后再"益气充血，盈脉络通利"。

毛进军所著《经方启示录》中说："中风病的病位在表，病机就是8个字：营卫郁闭，络虚邪滞。病机的关键就是'不通'。因此，不论是外邪犯表，还是内伤出表，治疗上都要以表证为重点，就要用《金匮》古今录验续命汤来治风为主，开泄表闭，通达营卫。"

从小柴胡汤谈经方临床活用的七大准则

●

经方药味少而精，历代诸贤对其出神入化的微妙之处研究至深，使经方长盛不衰，至今仍有效应用于临床。本文拟通过小柴胡汤来阐述经方临床活用的七大准则，希望对临床有所裨益，有所启发。

一、抓"证眼"

"证眼"，即辨证要点，它集中反映了疾病的病因病机。抓住"证眼"后，可不受后世创立的诸种辨证方法的限制，且可达执简驭繁之境。小柴胡汤证繁杂，又易与其他方证相混淆，如何抓其"证眼"就成为临床活用的首要环节。

小柴胡汤的"证眼"是什么？部分医家认为是口苦、咽干、目眩，其实这是少阳病的主证，和小柴胡汤证不能等同。少阳病是一个病，多为外邪侵犯少阳，邪在半表半里，枢机不利，而小柴胡汤证只是少阳病的一个证或者一类证候表现。太阳主开，阳明司阖，少阳为枢。少阳者，主一身气机之升降，升而不能升，宣泄不及则郁而化热，故而口苦；火热熏灼肺金，当降而不能降，是以咽干；正气已衰，升降失常，于是目眩。是以少阳之为病，多见口苦、咽干、目眩。少阳病的临床表现比较复杂，除提纲证外，还包括了《伤寒论》中小柴胡汤证、大柴胡汤证、柴胡桂枝汤证、柴胡加芒硝汤证、柴胡桂枝干姜汤证和柴胡加龙骨牡蛎汤证等的部分证候。

　　小柴胡汤证多由太阳病或其他病变失治、误治而来。伤寒五六日后，"血弱、气尽，腠理开，邪气因入，与正气相搏，结于胁下"，出现一系列证候。因此，小柴胡汤证除了少阳病的"口苦、咽干、目眩"提纲证外，还有"往来寒热，胸胁苦满，默默不欲饮食，心烦喜呕"四大症，和"或胸中烦而不呕，或渴，或腹中痛，或胁下痞硬，或心下悸、小便不利，或不渴、身有微热，或咳"七个或然症。

　　笔者提炼小柴胡汤的"证眼"：寒热往来，胸胁苦满，心烦喜呕。主要症状为寒热往来，胸胁满闷，默默不欲饮食，喜呕，烦躁易怒，口苦，咽干，目眩，口渴，咳，心下悸，腹中满，小便不利；舌苔薄白，脉弦细或数或沉紧。

二、辨体质

　　黄煌老师的经方体质学说认为，辨别体质之时即在辨证论治，然后再根据患者的具体情况来辨别具体的方证和用药。而体质的辨证也不只是根据形体，而是结合患者的现病史、既往史、家族史、年龄特点及伴随症状等全面分析。其中的病因病机、辨证等其实都已经揉入最后的处方中。通过体质辨证来使用小柴胡汤，可以确保用方的安全性及有效性。那小柴胡汤体质是怎么样的呢？

小柴胡汤体质：体形中等或偏瘦，面色微黯黄或夹青、缺乏光泽，肌肉偏紧，四肢清冷。主诉以自觉症状为多。对气温、气压等外界环境的变化敏感，情绪波动较大，食欲易受情绪的影响；胸胁部憋闷感或有压痛，易恶心呕吐；女性月经周期不准，经前多见胸闷、乳房胀痛结块等。

三、循经络

《灵枢·经别》云："夫十二经脉者，人之所以生，病之所以成，人之所以治，病之所以起，学之所始，工之所止也。粗之所易，上之所难也。"一语道破了经络既是入门之径，又是终极目标。

小柴胡汤之"和法"，有三焦生理与病理为其所本。所谓少阳一系，统隶手足两条经脉，分别内属三焦与胆。虽然胆之经脉也循身侧，但毕竟经脉在外，部位表浅，不足以胜任内外转枢之职。惟有少阳三焦，位居躯壳之内，脏器之外，一腔之大腑；其外应腠理，内邻诸脏，故离表未远，入里未深，正当表里出入之地带，适具内外转枢之机巧。因此，少阳才有"病主半表半里，治在内外分解"的特点。同时，三焦既为通调行水之道，又为游行相火之腑，同具水火两性，因此少阳才有"为病寒热夹杂，治须寒温并调"的特点。另外，三焦既是协助水谷传化之腑，又为元气之别使而司元真之敷布，因此少阳才有"病易虚实相间，治有攻补兼施"的特点。

　　小柴胡汤的主治病位在"胸胁"，临床所见肝、胆、胰腺、肺、胸膜、乳房等疾病多表现为胸胁的不适。黄煌老师认为，临床上应该将胸胁的概念拓宽，诸如甲状腺、胸锁乳突肌、耳颞部等头颈部的两侧、少腹部、腹股沟等处都可以作为广义上的胸胁，并称为"柴胡带"。通过循经络，无疑可以大大拓宽小柴胡汤临床活用的范畴。

四、悟症状

　　《伤寒论》《金匮要略》因年移代隔，原书内容散失甚多，故而临床对于书中症状的解读很重要，可以扩展，可以外延，如死守方证对应，会导致临床很多方子无法广用。如黄煌老师对于小柴胡汤主症之"寒热往来"解读如下。

　　所谓"寒热往来"，包括三种情况：其一，指患者发冷发热持续较长时间。这种发冷发热，多指体温不正常。往来寒热，即比较长时间的体温不正常。其二，指一种寒热交替感。这纯粹是患者的自我感觉，即忽而恶风怕冷，肌肤粟起；忽而身热而烦，或心胸热而四肢寒，或上部热而下体寒，或半身寒，半身热。其三，是一种过敏状态。这是在第二种情况上的推延，即对湿度、气压、光照、气候、居住环境、音响、气味的过敏，乃至心理的过敏。由此带来患者肉体和心理的种种不适。

"往来"也有特殊意义：其一，指疾病呈迁延性，病程呈慢性化。其二，指有节律性，或日节律，或周节律，或月节律。其三，指没有明显的节律，时发时止，不可捉摸。对具有"往来""休作有时"特征的疾病，中医常使用柴胡类方。如清代名医费伯雄曾用含有柴胡的处方治疗1例隔日彻夜不眠的奇症（《医醇賸义》），岳美中先生用小柴胡汤治愈每日正午全身无力的小儿，都是以"往来"与"休作有时"为辨证依据的。

而小柴胡汤的另一个主症"胸胁苦满"，有两种情况：一是指患者有自觉的胸膈间的满闷感和胁肋下的气胀感；二是指他觉的胸胁部的硬满、肿块等，如沿肋弓的下端向胸腔内按压，医生指端有抵抗感，患者也诉说该部有胀痛不适感。对胸胁苦满，还有两点要强调：第一，胸胁的部位可作适当延伸，如头面肩颈身体两侧的疼痛、肿块等，也可归属于胸胁苦满的范畴；第二，胸胁苦满的"苦"字，除表示患者胸胁部的不适感比较明显或持久以外，还指患者的心理处在一种抑郁痛苦的状态。

五、参表里

　　《伤寒论》中有关小柴胡汤证条文共有 20 条（《辨可发汗病脉证并治》及《辨发汗吐下后病脉证并治》中的重复条文不计算在内），其中只有 2 条在少阳病篇，其他 18 条均散在于其他病篇之中。如太阳病篇有 12 条，阳明病篇有 4 条，厥阴病篇及阴阳差后劳复病篇各 1 条。从中可以看出小柴胡汤适用范围广（太阳、少阳、阳明、厥阴、差后劳复），使用时间跨度长（四五日、五六日、七八日、十日以去、十余日、十三日不等），或然症最多（达7 个）。在《伤寒论》中，有关本方及化裁方的记载，其所占的篇幅较其他方剂都要多。但作为少阳病主方的小柴胡汤，在少阳病篇中却只有两条条文，而在太阳病篇的条文最多，阳明病篇中次之。正因为如此，小柴胡汤运用时一定要注意参表里，正所谓"《伤寒论》弄清深浅即可，因为伤寒深则深不可测，浅则浅在皮毛"。通过《伤寒论》《金匮要略》原文可以发现，其实小柴胡汤可主治以下病证：①太阳与少阳合病，以少阳为主；②太阳与阳明合病，热结尚浅之"阳微结"；③少阳与阳明合病，病势各参半；④三阳合病；⑤少阳与太阴合病，以太阴腹痛为主；⑥厥阴转出少阳之"呕而发热"；⑦热入血室之寒热如疟；⑧肝胆郁热之发黄；⑨伤寒差后更发热。

　　可见小柴胡汤证常表现为表证或里证，易与太阳及阳明病篇中其他方证相混淆。小柴胡汤证常见多证同现，这也从另一个侧面说明了小柴胡汤证有着活泼灵透的化机和广泛的适应证。通过研读《伤寒论》原文 101 条、104 条、149 条，可发现小柴胡汤其实可发汗解表，如 104 条云"先宜服小柴胡汤以解外"，再有 251 条云"得病二三日，脉弱，无太阳柴胡证"，用太阳作为定语修辞柴胡证。由此可见，小柴胡汤证是太阳病中继麻黄汤证、桂枝汤证后的又一大证，只是小柴胡汤的发汗解表作用机制和麻黄汤、桂枝汤不一样罢了。小柴胡汤发汗解表是因其"上焦得通，津液得下，胃气因和"的结果，故而可以"身濈然汗出而解"。此正如姜建国老师所说："如柴胡证，大多列于太阳病篇，这本身就是一种反常，反常才值得研究。可以说这也是仲景的思维方法特征，其寓意有三：一者，从病因学体现'辨'字，即太阳病与柴胡证（少阳病）病因的相关性（如 96 条'伤寒五六日，中风'）；二者，从合病观体现'辨'字，即太阳、少阳两经发病的相关性（如 146 条'柴胡桂枝汤证'）；三者，从传变观体现'辨'字，即两病传变过程中的相关性。总之，不离'辨'字。'辨'，就是鉴别。鉴别，首先要有标准，有对象，这是前提。太阳病篇列柴胡证，就是以太阳正病为标准，从病因、合病、传变的各个方面，辨析太阳、少阳两病的联系点，鉴别太阳、少阳两病的不同点。阳明病篇与厥阴病篇列柴胡证，其意义与此类同。假设将柴胡证全部列入少阳病篇及六经各篇内容刻板归一，决不互参，那就不可能体会这种整体的、恒动的辨证观与发病观。"所以运用小柴胡汤时，一定要注意参表里，不能被小柴胡汤的"和解"之用迷惑了辨证眼目，禁锢了辨证思维。

六、识病谱

经方大家刘渡舟先生提出了柴胡治疗疾病的三大特点：第一，它能开郁畅气，疏利肝胆，通利六腑，推陈致新，调整气机的出入升降；第二，对木郁则能达之，火郁而能发之；第三，独具清热退烧的特殊功能。所以，柴胡治疗疾病，既适用于外感，又能治疗多种内伤杂病，此亦《内经》"升降出入，无器不有"之内涵所在。虽然小柴胡汤一直作为和解剂，但临床运用小柴胡汤治疗的疾病谱却十分广泛，下面列举一些临床上小柴胡汤可治的常见疾病谱，从中可窥一二。

①发热性疾病：病毒性感冒发热，体虚劳热，结核性低热；各种感染性发热，如肾盂肾炎、产后感染引起的发热；不明原因性低热。

②胶原性疾病：风湿性关节炎、类风湿关节炎、干燥综合征，大多对气压、温度的变化敏感；关节肿痛、晨僵，与往来寒热相符。

③肝胆系统疾病：慢性肝炎、乙肝、丙肝、肝硬化、肝脾肿大、胆囊炎、胆囊结石、胰腺炎等，与胸胁苦满相符。

④过敏性疾病：过敏性皮炎、荨麻疹、异位性皮炎、过敏性鼻炎等，其发病具有休作有时的特点。此外，患者大多对风冷过敏，属往来寒热的范畴。

⑤呼吸系统疾病：急性上呼吸道感染、急性气管－支气管炎、

支气管哮喘、肺炎、结核性胸膜炎、咳嗽、百日咳等，与伤寒中风相符。

⑥妇产科疾病：前庭大腺炎、阴道炎、盆腔炎、妊娠呕吐、月经不调、痛经、宫外孕、先兆流产、功能失调性子宫出血、更年期综合征、乳腺增生等，与热入血室相关。

⑦疼痛科疾病：肋间神经痛、半身疼痛、头部两侧并波及前额及颠顶痛、腰腿痛、真心痛、胁痛、偏头痛、牙痛、齿龈肿痛等，与少阳三焦经相关。

⑧耳鼻喉科疾病：突发性耳聋、分泌性中耳炎、慢性化脓性中耳炎、鼻窦炎、急性扁桃体炎、急性会厌炎、慢性喉炎、鼓膜炎等，与少阳三焦经相关。

⑨精神神经系统疾病：癫痫、周期性精神病、癔症、神经症、忧郁症、神经症等，与少阳三焦经相关。

七、解构成

刘渡舟老师认为研究仲景《伤寒论》，论其药性时当以《神农本草经》为准，不可以后世本草之论强释仲景之方。通过小柴胡汤中组成药物的功效进一步了解小柴胡汤的主治，黄煌老师的药证学说就是一个很好的例子。通过《神农本草经》对小柴胡汤中药物功效的描述，可发现小柴胡汤可治视力模糊、白内障、精液异常、发热、黄疸、便秘、腹泻、水肿、闭经、疮疡、惊悸、智力低下、抑郁、消瘦、乏力、风湿、汗多、耳鸣、耳聋、口臭、中毒、干燥综合征、呃逆、眩晕、腮腺炎等。

黄煌老师认为，小柴胡汤的方根有：①柴胡－甘草，主治往来寒热，胸胁苦满。小柴胡汤加减法甚多，但方中柴胡、甘草两味药不可去，可见此为小柴胡汤的核心。②半夏－生姜或干姜，主治恶心呕吐而不渴者，方如生姜半夏汤、小半夏汤、半夏干姜散。半夏与姜的主治相似，两者同用，不仅可以增效，而且能解半夏毒。现药房所售制半夏，多为姜制。③人参－半夏，主治呕吐不止，心下痞硬。方如大半夏汤治胃反，旋覆代赭汤治"心下痞硬，噫气不除"。④人参－生姜－甘草－大枣，主治干呕呃逆。方如生姜甘草汤治"干呕，哕，若手足厥者"，橘皮竹茹汤治"哕逆者"。⑤柴胡－人参－甘草－生姜－大枣，主治柴胡证见虚羸少气，食欲不振者。

根据方中药物的主治和方根的主治亦可扩展小柴胡汤的活用。笔者崇尚经方，喜用小柴胡汤，固知临床活用经方准则决不仅限于以上七种。通过小柴胡汤的抓"证眼"、辨体质、循经络、悟症状、参表里、识病谱、解构成这七大准则作为笔者活用经方中的小体会，难免挂一漏万，亦冀各位方家斧正。

（本文由笔者和黎崇裕共同署名，发表于《浙江中医杂志》2016 年 4 月第 51 卷第 4 期，第 293 ～ 295 页）

柴胡类方方证要点及临床应用

————————————————————————●

　　刘渡舟先生在《伤寒论十四讲》中提道："柴胡汤类方，指的是以小柴胡汤为代表的一组方剂。《伤寒论》以柴胡名方的共有六方，即小柴胡汤、大柴胡汤、柴胡加芒硝汤、柴胡加龙骨牡蛎汤、柴胡桂枝汤、柴胡桂枝干姜汤。这六个柴胡汤类方，均以小柴胡汤为基础。因此，了解柴胡汤类的加减诸方，必须先从了解小柴胡汤的组方意义开始，才有纲举目张的作用。小柴胡汤由柴胡、黄芩、半夏、生姜、甘草、人参、大枣七药组成。方中柴胡、黄芩两味苦药以清少阳之热，柴胡解经热，黄芩清腑热，这是治疗的功效之一。然少阳以疏泄为常，以抑郁为病，用柴胡、黄芩不但能解少阳之热，更能疏解少阳之气郁，这也是柴胡的另一功效。据《神农本草经》记载，柴胡治'肠胃中结气，饮食积聚'，说明它可促进六腑的新陈代谢，有消积化食的作用，因而也就有推动少阳的枢机而和表调里的功效。柴胡一药而有三用，足见其在本方中作用的重要，故小柴胡汤以柴胡名方。半夏、生姜这两味药都是辛温之品，能开能降，善于和胃治呕，又能外疏风寒，内消痰饮。因少阳胆病，以喜呕为多见，故以二药治呕健胃，用意良深。人参、甘草、大枣这三味药都属甘温之品，用以扶正祛邪，以助柴芩之治，更能预先实脾，以杜少阳之传，有'治未病'的深意。由此可见，小柴胡汤七味药物以和解少阳之邪为主，而又旁治脾胃，和中扶正为辅。清解邪热而又培护正气，不通过汗、吐、下的方法，而达到祛邪的目的，故叫作和解之法。"笔者受此启悟，阐述一下个人对柴胡类方方证要点及临床应用的体会。

一、小柴胡汤

张仲景在《伤寒论》中论及小柴胡汤的条文共有 20 处，又见于《金匮要略》的黄疸病篇、呕吐哕下利病篇、妇人产后病篇及妇人杂病篇中。

【组成】柴胡半斤；黄芩、人参、甘草（炙）、生姜各三两，切；大枣十二枚，擘；半夏半升，洗。

【功用】和解少阳，扶正祛邪。

【方证要点】

（1）肝胆寒热错杂证：以寒热往来、胸胁苦满、心烦喜呕为辨证要点。主要症状为寒热往来，胸胁满闷，默默不欲饮食，喜呕，口苦，咽干，目眩，口渴，咳，心下悸，腹中满，小便不利；舌苔薄白，脉弦细或数，或脉沉紧。

（2）体质特征：患者体形中等或偏瘦，面色微暗黄，或青黄色，或青白色，缺乏光泽；肌肉比较坚紧。主诉以自觉症状为多。对气温等外界环境的变化敏感，四肢多冷，情绪波动较大，食欲易受情绪的影响。女性月经周期不准，经前多见胸满、乳房胀痛、结块等。胸胁部苦满感或有压痛，易于恶心呕吐，易患发热性疾病、过敏性疾病、胶原性疾病、结核性疾病、内分泌疾病、肝胆系统疾病，以及精神神经系统疾病，疾病多反复往来，容易慢性化。

【类似方证鉴别】小柴胡汤证与大柴胡汤证：两者都可以有寒热往来，胸胁苦满，口苦目眩。小柴胡汤证是少阳证，无阳明证，故而无腹痛拒按等阳明内热症；大柴胡汤证属少阳阳明合病证，必有腹痛拒压、大便燥结等腑实症状。

【临床应用】

（1）经期感冒：20年前，曾治某校一女工，外感恰值月经来潮，寒热交作，心烦胸满，瞑目谵语，小腹疼痛。迁延六七日，曾服中药数剂，均未见效。余认为热入血室证，拟小柴胡汤，用柴胡四钱。当时有人怀疑柴胡使用过量，劝病人勿服。病家犹豫不决，复来询余。余曰：寒热往来，心烦胸满，非柴胡不解。并翻陈修园《时方妙用》中指出的"方中柴胡一味少用四钱，多用八钱"一句相慰，力主大胆服用，病家始欣然而去。只服1剂，诸症均除。（《福建中医医案医话选编》俞长荣医案）

（2）定时发作的病证

①奇症案：李某，女，10岁。病孩由其父抱持，合眼哆口伏

肩，四肢下垂软瘫，无知觉状。父诉：病已 3 日，每至中午和半夜子时即现上症，呼之不应，移时苏醒如常人。岳观病状、聆病情亦感茫然不知所措，讶为奇症。乃深加思考悟出，子时为一阳生，午时为一阴生，子午二时正阴阳交替之际。而出现痴迷即四肢不收病状，则治疗应着眼于此。虽悟得玄机，却苦无成方。辗转思忖，想到小柴胡汤是调和阴阳之方剂，故投以 2 帖试探。不意其父隔日来告，药尽豁然如常人，准备上学读书云。（《岳美中医学文集》）

②顽固咳嗽案：某女，65 岁。从小咳嗽至今，历 60 余年。每天傍晚开始咳嗽，昼轻夜重，甚则难以入眠，痰少色白，喉咙发痒。舌苔白厚，脉细弦。柴胡 10g，半夏 10g，黄芩 10g，党参 10g，甘草 6g，生姜 10g，大枣 4 枚，麻黄 10g，杏仁 15g。水煎服。服上方 4 剂后，咳嗽已去大半，继服数剂而咳止。（刘志龙医案）

③发热案：吴某，女，26 岁，未婚。2018 年 11 月 2 日初诊。主诉：发热 1 个月余。1 个多月前无明显诱因出现发热，每日中午开始发热恶风，体温在 38℃左右，一直至凌晨 3 点汗出后逐渐热退，次日再次发热，自服感冒药无效。2018 年 10 月 3 日，在外院呼吸科住院治疗，查血沉、C- 反应蛋白（CRP）偏高。副鼻窦CT：蝶窦炎。余检查未见明显异常，先后给予左氧氟沙星、莫西沙星、头孢哌酮他唑巴坦、多西环素、阿米卡星等抗感染治疗，效果欠佳，每日仍有低热，体温波动在 37.4 ～ 38℃，住院 14 天后建议转院继续诊治。出院后，患者寻求中医治疗，外院给予清热解毒

中药治疗，效果欠佳，后经人介绍来诊。

刻诊：每日中午开始发热，怕风，夜寐汗出，汗出后热可退，睡眠时后背有热感上冲，偶有咳嗽，近日鼻塞流涕、咽干，胃纳欠佳，大便可。舌淡，苔白微腻，脉细弦。辅助检查：2018年10月外院查血沉83mm/h；CRP19.2mg/L；副鼻窦CT：蝶窦炎。三大常规、肝肾功能、甲功、风湿5项、衣原体、支原体、感染8项、结核分枝杆菌、结核感染T细胞斑点实验、痰涂片、痰培养、肥达试验、外斐试验、血管炎3项、降钙素原、登革热RNA检测、钩端螺旋体IgG抗体、心电图、腹部及泌尿系彩超、胸部CT、全身PET-CT扫描均未见明显异常。既往史：体健。诊断：发热查因，外感发热（外邪留恋证）。

处方：小柴胡汤。

柴胡30g，黄芩片30g，法半夏10g，大枣30g，生姜5g，炙甘草5g，西洋参10g，6剂。

每日2剂，水煎，于中午发热前开始服药，少量频服。

2018年11月6日二诊：11月2日服用1剂后，19:00左右开始热退，体温从37.7℃退至正常，服中药3天期间未再出现发热。中药服毕，昨日未服中药，昨日下午2～3时体温37.4℃，傍晚6～7时可自行退热，自觉腰部、腹部有股热气上冲感，夜寐汗出，少许咳嗽，有痰色白。大便可。舌淡红边有齿痕，苔薄黄，脉细滑。

处方：小柴胡汤加煅牡蛎、浙贝母。

柴胡 30g，黄芩片 30g，法半夏 15g，大枣 30g，生姜 5g，炙甘草 5g，西洋参 10g，煅牡蛎 20g（先煎），浙贝母 15g，6 剂。

每 2 天服 3 剂，水煎，每日分 3 次温服。

2018 年 11 月 9 日三诊：现无发热，腰部、腹部的热气上冲感减轻，夜寐汗出减少，少许咳嗽，有痰色白。大便可。舌淡红边有齿痕，苔薄黄，脉细滑。二诊方加蜜紫菀 15g，杏仁 10g，3 剂。每日 1 剂，水煎，分 3 次温服。

2018 年 11 月 13 日四诊：近日均未发热，已无夜间汗出、咳嗽等不适，精神状态佳，纳眠可。诉平素怕冷。舌淡苔薄黄，脉细滑。处方：柴胡桂枝汤加减。

柴胡 15g，桂枝 10g，法半夏 15g，黄芩 10g，党参 20g，大枣 30g，生姜 5g，炙甘草 5g，白芍 10g，淫羊藿 10g，芦根 20g，10 剂。

每日 1 剂，水煎，分 2 次温服。嘱避风寒，慎起居，适当锻炼身体。

按：《伤寒论》第 96 条有"伤寒五六日中风，往来寒热、胸胁苦满、嘿嘿不欲饮食、心烦喜呕，或胸中烦而不呕，或渴，或腹中痛，或胁下痞硬，或心下悸、小便不利，或不渴、身有微热，或咳者，小柴胡汤主之"。第 101 条有"伤寒中风，有柴胡证，但见一证便是，不必悉具"。小柴胡汤证虽以寒热往来、胸胁苦满、心烦喜呕为辨证要点，但不可拘泥以此，当综合患者病情进行判断，方可活用此方。本案患者发热持续 1 个月未退，反复发作，且中午开始出现发热，半夜汗出后热退，次日中午再次出现发热，是典型的小柴胡汤证"休作有时"的表现，同时也可作为小柴胡汤证"寒热往来"的延伸，这两者是少阳病小柴胡汤证特有的发热特点；此外，患者还有咽干、胃纳欠佳、脉弦细等小柴胡汤证，因此方证对应，投以小柴胡汤而获效。后虽然发热略有反复，但仍然以小柴胡汤为主。笔者运用小柴胡汤治疗发热患者，有以下经验：①柴胡用量偏大，常在15～30g；②汤剂少量频服，不拘时间；③依据病情而定，可一日数剂或数日一剂服用；④判断为少阳病小柴胡汤证后，以小柴胡汤为主贯穿始终，直至热退；⑤热退后，常用柴胡桂枝汤调和气血，促进机能恢复。（刘志龙医案）

（3）头晕

房某，男，40岁。2012年4月20日首诊。

反复头晕1个月余，无天旋地转，无一过性黑蒙，与体位无关，无眼前发黑等。现症见头晕、头胀，眠差、早醒，二便正常。舌质淡红，舌苔白，右脉弦，左脉细。方用柴陈泽泻汤加减。

柴胡10g，姜半夏15g，党参20g，大枣20g，干姜10g，炙甘草5g，陈皮15g，茯苓15g，苍术10g，泽泻30g，天麻15g，钩藤15g（后入），酸枣仁20g，4剂。

二诊：头晕、头胀明显好转，眠差、早醒，便溏，舌淡红，苔薄黄，右脉细滑，左脉弦细。方用柴陈泽泻汤加减。

柴胡10g，姜半夏15g，党参20g，大枣20g，干姜10g，炙甘草5g，陈皮15g，茯苓15g，苍术20g，泽泻30g，天麻15g，钩藤

15g（后入），酸枣仁 20g，黄连 5g，5 剂。

三诊：已无头晕，睡眠质量改善，守方再进 7 剂巩固之。

按：此处使用的方剂为江尔逊老中医自拟的柴陈泽泻汤，已经江老临床验证数百例，一般服 2～4 剂便能迅速息止眩晕，不失为一首高效验方，值得推广使用。在舌脉的表现上，据江老临床观察，少阳火升、痰饮上逆的眩晕，其舌脉均无定体。舌苔腻，固为痰饮之征，而不腻或竟无苔者，未必不是痰饮。江老曾治不少眩晕患者，舌淡红，苔薄白或无苔，补气血无效，滋阴潜阳亦不效，改用涤痰逐饮、祛风清火反收捷效。其脉无定体，更无需赘说。（刘志龙医案）

二、大柴胡汤

大柴胡汤在《伤寒论》中载于 103 条、136 条及 165 条。《金匮要略·腹满寒疝宿食病脉证治》曰："按之心下满痛者，此为实也，当下之，宜大柴胡汤。"大柴胡汤由小柴胡汤去人参之补、甘草之缓，加枳实以治心下坚、芍药以治腹满痛、大黄清热兼攻里，治小柴胡汤证而里实心下坚、腹满痛者。

【组成】柴胡半斤，黄芩三两，芍药三两，半夏半升（洗），生姜五两（切），枳实四枚（炙），大枣十二枚（擘），大黄二两。

【功用】和解少阳，缓下热结。

【主治】少阳阳明合病，寒热往来，胸胁苦满，呕吐，口苦，心下痞硬拒按，大便不利，舌苔黄干燥，脉弦滑数。

【方证要点】

（1）阳明热结，中气未虚证：以心下急、微烦、腹满、大便难为辨证要点。主要症状为心中烦躁，身热有汗，口干而渴，平时畏热喜凉，面色潮红烘热，小便黄；往来寒热，胸胁满闷，默默不欲饮食，喜呕，烦躁易怒，口苦咽干目眩，或者耳聋、耳鸣；舌质红，舌苔黄干燥，脉弦滑数。

（2）心下三症：心下，是大柴胡汤方证的主治部位，主要有三症，即心下急、心下痞硬、按之心下满痛。"急"是指剑突下三角部位有拘紧感或窒闷感；"满"乃他觉症状，说明腹部脂肪较多，外形较圆，呈饱满状，季肋下压迫见腹肌紧张无凹陷；"痞硬"亦是他觉症状，即用手触之，质地较硬，有紧绷感；"痛"乃自觉症状，包括心下或腹部的疼痛。这是大柴胡汤证的重要指征。呕吐，是本方证的又一重要指征。这是胃、胆道、胰腺疾病的主要症状。

（3）体质特征：体格壮实，以中老年较多。上腹部充实饱满，胀痛，进食后更甚。按压轻，则为抵抗感或不适感；重则上腹部有明显压痛，腹肌紧张。多伴有嗳气、恶心或呕吐、反流、便秘等。易患高血压、高脂血症、肥胖、胆囊炎、胆石症、胰腺炎、支气管哮喘等。

（4）疾病谱：本方具有解痉、止痛、通便、降脂、降压、消炎、利胆等多种功效，常用于急慢性肝炎、脂肪肝、急慢性胆囊炎、胆道蛔虫、胆汁反流性胃炎及食道炎、胆石症、急慢性胰腺炎、肠梗阻、肥胖、高脂血症、高血压、中风、乳腺炎、乳腺小叶增生、泌尿道结石、哮喘、心律不齐等。

【类似方证鉴别】

（1）大柴胡汤证与大黄附子汤证：两者都可以表现为胁下疼痛。大柴胡汤证属少阳阳明合病，必有腹胀、心下满痛、口苦、呕恶、舌红、脉数等症状；而大黄附子汤证属寒结胁下，必有腹部拒按，历时较久，遇冷而发，得温痛减，四末不温，大便不调，脉象紧弦。

（2）大柴胡汤证与大承气汤证：两者都有腹胀疼痛。大柴胡汤证病位在上腹部，兼胸胁苦满、脉弦等；而大承气汤胀痛部位在脐周，有潮热、汗出、谵语等症状。

【临床应用】

（1）输尿管结石：某男，32岁，体形中等。突发腹痛及尿路刺激征，做 B 超显示右输尿管上段结石。刻下症：大小便可，腹诊有抵抗，舌润苔黄，脉弦。方用大柴胡汤化裁。

柴胡 20g，半夏 10g，制大黄 10g，枳实 30g，白芍 60g，炙甘草 20g。

用药 3 剂后，小便排出结石，腹痛以及尿路刺激征等消失。

按语： 当时见患者腹痛难忍，问其原因，患者说乃肾结石所致，已反复发作数次，虽然已用西药亦未能彻底控制而求诊于余。触诊发现患者腹部有抵抗，脉弦，想起《金匮要略·腹满寒疝宿食病脉证并治》曰："按之心下满痛者，此为实也，当下之，宜大柴胡汤。"本想用大柴胡汤先止痛，后议排石。未曾想药后不但痛止，而且结石亦随之外排。后常用此方治疗结石症患者而获良效。（刘志龙医案）

（2）胃病：某男，40岁。诉上腹胀满疼痛2周，进食后尤其明显；纳差，口干口苦，渴欲饮水，大便干结难解、1～2天1次，小便黄，舌苔薄黄。大柴胡汤化裁。

柴胡10g，大黄3g（后下），枳实15g，黄芩12g，半夏10g，白芍30g，生姜3片，大枣15g，3剂。

按：大柴胡汤是天然的胃肠动力药。（刘志龙医案）

三、柴胡加芒硝汤

柴胡加芒硝汤见于《伤寒论》第104条："伤寒十三日不解，胸胁满而呕，日晡所发潮热，已而微利。此本柴胡证，下之以不得利，今反利者，知医以丸药下之，此非其治也。潮热者，实也。先宜服小柴胡汤以解外，后以柴胡加芒硝汤主之。"柴胡加芒硝汤由小柴胡汤加除热通便的芒硝，故治小柴胡汤证里有热而大便难者。

【组成】柴胡二两十六铢，黄芩一两，人参一两，甘草一两（炙），生姜一两（切），半夏二十铢（洗），大枣四枚（擘），芒硝二两。

【功用】和解少阳，轻下里实。

【主治】伤寒病少阳未解，阳明燥结。症见胸胁满而呕，便秘或者干结潮热，或者微利潮热。

【方证要点】

（1）少阳未解，兼阳明实热证：以便秘高热、腹满、腹痛不明显为辨证要点。主要症状为心中烦躁，身热有汗，口干而渴，平时畏热喜凉，面色潮红烘热，小便黄；往来寒热，胸胁满闷，默默不欲饮食，喜呕，烦躁易怒，口苦咽干目眩，或者耳聋、耳鸣；舌质红，舌苔黄干燥，脉弦滑数。

（2）疾病谱：常用于急性胆囊炎、急性胰腺炎、胃溃疡穿孔、急慢性胃炎、流行性腮腺炎、扁桃体炎、入暮发热、腹中有硬块、呕吐、便秘等属于小柴胡汤证兼有大便燥结、腹中坚、潮热者。

【类似方证鉴别】柴胡加芒硝汤证与小柴胡汤证、大柴胡汤证：小柴胡汤证是属于少阳证，而柴胡加芒硝汤证是少阳证即将进入阳明证阶段，故而病情较小柴胡汤证重，但比大柴胡汤证轻，介于二者之间，为中气虚弱，已经成实而尚未全实者。

【临床应用】

（1）热入血室：郑某，女，29岁。患者因月经来潮忽然中止，初起发热恶寒，继即寒热往来，傍晚发热更甚，并自言乱语，天亮时出汗，汗后热退，又复恶寒。口苦、咽干、目眩、目赤，胸胁苦满，心烦喜呕，不欲饮食，神倦，9天不大便。经某医疗室血液检查：疟原虫阳性。诊为疟疾。按疟疾治疗无效。追询病史，据云：

结婚多年，未曾生育。月经不正常，一般都是推迟，3～4个月来潮一次，经期甚短、量少；继即恶寒发热。虽经服药治疗，但未能根治……舌苔白，脉象弦数。

处方：黄芩、柴胡、半夏、党参、生姜各9g，炙甘草6g，大枣6枚，芒硝9g（另冲），加清水2杯，煎取半杯，一次服。

当日上午10时服药，下午4时许通下燥屎，所有症状解除。（《伤寒论方医案选编》陈全忠医案）

（2）小儿发热：患儿，男，11个月。2014年4月11日初诊。其母亲代诉：发热5天。患者5天前开始发热，服用美林后热退，药效过后复烧，体温最高达40℃。刻下症：发热，鼻塞，流清鼻涕，咳嗽，痰音重，大便2天未解，舌红苔薄黄，咽部暗红，指纹浮红。诊断：感冒。

处方：柴胡15g，黄芩10g，法半夏3g，大枣5g，生姜3g，炙甘草3g，芒硝2g（冲服），蜜麻黄1g，生石膏10g，燀苦杏仁2g，鱼腥草10g，3剂。

按语：小儿乃肝旺之体，故而笔者常用柴胡类方治疗小儿常见病、多发病。如此案患儿发热反复，类似小柴胡汤的"休作有时"，加之大便2天未解，故而用柴胡加芒硝汤清热通便。此外，患儿有鼻塞、流清鼻涕、咳嗽、痰音重等表证，因此合用麻杏石甘汤加鱼腥草以清内攘外。后回访，1剂便通热退，3剂后诸症痊愈。（刘志龙医案）

四、柴胡加龙骨牡蛎汤

柴胡加龙骨牡蛎汤见于《伤寒论》第107条："伤寒八九日，下之，胸满烦惊，小便不利，谵语，一身尽重，不可转侧者，柴胡加龙骨牡蛎汤主之。"柴胡加龙骨牡蛎汤由小柴胡汤去甘草，加治气冲的桂枝、利尿的茯苓、泻下的大黄和镇静安神的龙骨、牡蛎、铅丹，故治小柴胡汤证气冲心悸、二便不利而烦惊不安者。

【组成】柴胡四两，龙骨、黄芩、生姜（切）、铅丹、人参、桂枝（去皮）、茯苓各一两半，半夏二合半（洗），大黄二两，牡蛎一两半（熬），大枣六枚（擘）。

【功用】和解清热，镇惊安神。

【方证要点】

（1）少阳病兼心胆不宁证：以胸满烦惊，二便不利，一身尽重，不可转侧为辨证要点。主要症状为胸膈胁肋部位的胀满、憋闷，呼吸不畅，或常欲叹息，烦躁易怒，甚至躁动不宁，容易惊悸、做恶梦；舌质红或湿润，舌苔薄黄少津或苔厚黄腻，脉弦数或沉紧。

（2）体质特征：体形中等或偏瘦，营养状况中等。面色黄或白，抑郁神情，表情淡漠，疲倦貌。主诉以自觉症状为多，但体检无明显器质性改变。大多伴有睡眠障碍，多恶梦，易惊，有不安感；食欲不振，意欲低下，乏力，畏冷，大便或秘或泻，或有关节疼痛。脉多弦，胸胁苦满，两胁下按之有抵抗感。

（3）重要指征：胸满是辨证的核心所在，也是用柴胡剂的重要指征。胸满闷、憋胀是柴胡证之一，典型者还可见到口苦、咽干、目眩、往来寒热、默默不欲饮食、心烦喜呕等小柴胡汤证。除胸胁部位的不适外，还常见身体侧面、腹股沟等"柴胡带"的病变。

（4）少阳兼证：少阳病常常兼夹太阳不和、阳明里实、太阴脾虚和心胆不宁等证候。少阳病兼太阳表证，用柴胡桂枝汤；少阳病兼阳明里实，用大柴胡汤；少阳病兼太阴脾虚，用柴胡桂枝干姜汤；少阳病兼心胆不宁，用柴胡加龙骨牡蛎汤。

（5）解构：铅丹有毒，临床亦难得，笔者一般是用炙甘草代替之，这样柴胡加龙骨牡蛎汤就可以分割为小柴胡汤加桂甘龙牡汤加茯苓、大黄。小柴胡汤和解少阳，桂甘龙牡汤镇惊安神，茯苓去湿，大黄清热，临床运用亦可依据分割处方方式来临证用方。

（6）疾病谱：常用于癫痫、精神分裂症、神经官能症、癔症、抑郁症、焦虑症、躁狂症、高血压病、动脉硬化症、冠心病、脑震荡后遗症、脑出血后遗症、血管神经性头痛、失眠、膈肌痉挛、慢性疲劳综合征、更年期综合征等属于小柴胡汤见气冲心悸、二便不利、烦惊不安者。

【类似方证鉴别】柴胡加龙骨牡蛎汤与黄连阿胶汤证：两者都有心烦不眠。柴胡加龙骨牡蛎汤证为肝郁化火生痰，上扰心神，多兼胸满惊悸、脉象沉弦，或脉上鱼际；而黄连阿胶汤证是阴虚内热，多兼五心烦热、舌红少苔或无苔、脉细。

【临床应用】

（1）癫痫：清代医学家徐灵胎说过："此方能下肝胆惊痰，以之治癫痫必效。"

案一：陈某，男，54 岁，珠海人。已有癫痫病多年，以往每年发作 3～5 次，未觉特殊不适，未予重视，未做系统诊治。去年以来，因家人出事影响，癫痫发作频繁，每月发作 2～3 次。发作时仆倒、惊叫，四肢抽搐，口吐白沫，苏醒后头晕，睡眠不安，多梦，舌质红，舌苔薄黄，脉象沉弦。辨为肝胆气郁，兼有阳明腑热，痰火内发而上扰心神。柴胡加龙骨牡蛎汤化裁。

柴胡 15g，黄芩 10g，半夏 10g，党参 10g，大枣 20g，生姜 10g，龙骨 30g，牡蛎 30g，大黄 6g，磁石 30g，茯苓 30g，桂枝 5g。（刘志龙医案）

案二：曾某，男，5 岁，珠海市斗门人。2011 年 11 月来诊。

患者母亲代诉：3 岁时经常无前兆发生双眼上翻、口吐少许白沫并晕倒，不定时，但每个月都有 4～5 次，求治于广州、北京等几个三甲医院，诊断为右侧脑细胞异常放电，体检、心电图等检查均无异常，行中西医治疗无进展。刻诊：患者深度近视，母亲诉说病情时表情安静，摆弄玩具，平素纳眠可，大小便正常，舌红苔黄腻，脉滑，余无异常。方用柴胡加龙骨牡蛎汤化裁。

柴胡 12g，黄芩 8g，生姜 6g，党参 8g，桂枝 6g，茯苓 10g，法半夏 10g，大黄 5g，生龙骨 20g，煅牡蛎 20g，大枣 3 枚，7 剂，水煎内服。

服药期间及停药后 5 天，没有发病，续服原方 14 剂。半个月后复诊，患者服药期间发作 1 次，效不更方，随证继续服本方加减。追踪患者 1 年，发作次数逐渐减少。2013 年下半年来诊，未服药半年未曾发作，担心复发，服药巩固。（刘志龙医案）

（2）糖尿病：某女，51 岁。高血压病史，诊断为 2 型糖尿病，自服二甲双胍缓释片控制，餐前血糖 5.5mmol/L，曾有低血糖病史，2013 年 1 月 29 日来诊。现心烦，情绪低落，精神差，睡眠差，易惊醒；子宫内膜增生，曾有子宫肌瘤病史。舌质淡红，苔黄干，脉沉细滑。方用柴胡加龙骨牡蛎汤化裁。

柴胡 12g，黄芩 12g，法半夏 15g，党参 10g，大枣 20g，炙甘草 5g，茯苓 15g，猪苓 15g，泽泻 15g，白术 12g，桂枝 10g，厚朴 12g，干姜 10g，酸枣仁 30g，煅龙骨 30g，7 剂。

复诊时，患者自觉病情稳定，症状犹如剥茧抽丝般消退。患者开玩笑说，心情像玫瑰花一样舒心，疲劳感及口苦减轻，夜尿基本趋于正常。（刘志龙医案）

五、柴胡桂枝汤

柴胡桂枝汤见于《伤寒论》第 146 条"伤寒六七日，发热，微恶寒，支节烦疼，微呕，心下支结，外证未去者，柴胡桂枝汤主之"及《金匮要略》第十篇附方"治心腹卒中痛者"。柴胡桂枝汤又名柴胡桂枝各半汤，由小柴胡汤、桂枝汤两方的合并而成，治少阳兼太阳之表不解而发热恶寒，四肢关节烦疼，呕而心下支结者。

【组成】桂枝、黄芩各一两半，人参一两半，甘草一两（炙），半夏二合半（洗），芍药一两半，大枣六枚（擘），生姜一两半（切），柴胡四两。

【功用】和解少阳，发散太阳。

【方证要点】

（1）太阳少阳合病证：以发热恶寒、汗出、腹痛、头痛身痛、恶心纳呆、心烦、胸胁苦满为辨证要点。主要症状为腹痛，往来寒热，胸胁满闷，默默不欲饮食，喜呕，烦躁易怒，口苦，咽干，目眩；汗出恶风，头痛或者头晕，鼻鸣，鼻塞流清涕。舌质淡红，苔薄白或薄黄，脉浮弦。

（2）体质特征：患者多数营养状况一般或偏于瘦弱，部分患者情志不畅或者烦躁、失眠，有些会有周期性发作的规律。

（3）疾病谱：常用于肩背疼痛、耳后神经痛、肩周炎、肋间神经痛、神经官能症、肝硬化、系统性红斑狼疮、慢性迁延性肝炎、胆囊炎、胰腺炎、胆道蛔虫、阑尾炎、胃或十二指肠溃疡、慢性胃炎、肠易激综合征、体虚感冒、冠心病、心绞痛、心律失常、更年期综合征、过敏性鼻炎、神经衰弱、脑缺血、癫痫等属于太阳未解，邪及少阳者。

（4）江苏省儿科名医王益谦老先生认为：一切外感热病，寒热稽留不退；或发热 4～5 天，先是日晡恶寒，渐渐发热，有时发热

至 39℃左右，待天明方热退；有轻微口渴，舌苔白或薄黄，脉浮
或弦，有时胸闷者，皆可用本方进行治疗。尤其是开始发热即静滴
抗生素、激素，热退后再反复发热者，必用此方。

【类似方证鉴别】

（1）柴胡桂枝汤证与小柴胡汤证：两方都有寒热往来，胸胁苦
满，恶心呕吐。柴胡桂枝汤证兼有发热恶寒、肢节疼痛等太阳病症
状，而小柴胡汤证只有少阳病症状。

（2）柴胡桂枝汤证与桂枝汤证：两方都有发热恶寒，肢节疼
痛。柴胡桂枝汤证兼有胸胁苦满、恶心呕吐等少阳病症状，而桂枝
汤证只有太阳表虚症状。

【临床应用】顽固性头痛：沙某，女，32 岁。2011 年 8 月初
首诊。

主诉：头痛 15 年。患者自诉月经来潮较晚，17 岁初潮，每次
月经来潮前即开始出现左侧头痛，一般头痛 3～4 天，每次头痛持
续时间不定。初起头痛较轻微，以后随着年龄增长，头痛程度越来
越严重；头痛剧烈时，甚至想用头撞墙或自杀，以结束痛苦。之前
曾在珠海市各大医院看过，吃了一年多的药，头痛未见好转，现慕
名而来求助，寄希望能减轻头痛之苦。

患者形体消瘦，面色萎黄，舌淡红，苔薄黄腻，脉细濡。方用
柴胡桂枝汤合止痉散加减。

柴胡 10g，桂枝 10g，白芍 20g，生姜（颗粒）1 包，大枣 15g，
炙甘草 10g，全蝎 5g，蜈蚣 2 条，僵蚕 15g，白附子 10g，葛根

30g，香附 20g，川芎 10g，防风 15g，4 剂。

嘱咐月经来潮前 1 周左右服药。

二诊：月经来时第 1 天头痛甚，较之前持续的时间短，舌淡红，苔薄黄腻，脉细。方用小柴胡汤合止痉散加减。

柴胡 10g，黄芩 10g，党参 15g，大枣 10g，炙甘草 10g，全蝎 5g，蜈蚣 2 条，僵蚕 15g，葛根 30g，香附 20g，川芎 10g，白芍 15g，5 剂。

嘱咐月经来潮前 1 周左右服药。

三诊：头痛较之前明显好转，患者感激之情溢于言表，诉从未像现在这么轻松过，还以为一辈子都会在痛苦中度过，幸好遇到了好医生。舌淡红，苔薄白黄，脉细滑。方用小柴胡汤合止痉散加减。

柴胡 10g，黄芩 15g，党参 15g，大枣 15g，白芍 15g，炙甘草 10g，全蝎 5g，蜈蚣 2 条，僵蚕 15g，葛根 30g，香附 20g，川芎 10g，郁金 15g，当归 15g，5 剂。嘱咐月经来潮前 1 周左右服药。

四诊：头痛之症已基本消失。

患者 10 余年的顽固性头痛，经过 4 次的中药调理后，头痛已基本消失，可见经方效果之神奇。

按：患者具有柴胡体质——体形偏瘦，面色萎黄，舌体不淡胖。而主诉左侧头痛，为少阳经循行之地；并且头痛发作均在月经来潮前，在时间上有一定的规律，属于"休作有时"。《伤寒论》中第 97 条："正邪分争，往来寒热，休作有时……小柴胡汤主之。"

此处的休作有时，在临床上不仅仅指的是寒热的休作有时，还可拓展到更多病证。该患者头痛发作的特点即符合休作有时的表现，可以小柴胡汤为主方治疗。

　　女子以肝为先天，肝藏血，临经之期阴血下注，肝血偏虚，且患者脉细更提示为血虚之征；头痛剧烈，可见不是单纯的血虚之隐隐作痛，而必兼有他邪。血虚往往肝有风邪袭之，便出现了头痛。止痉散为治疗顽固性头痛的良方，临床适用于患有风邪的头痛。方中全蝎独入肝经，为搜风之主药；蜈蚣性善走窜，为祛风止痉之要药。加僵蚕、防风等祛风，再配伍香附、川芎、当归等活血止痛，符合"治风先治血，血行风自灭"的治疗原则。即在治病之时，先把气血养足。一则正气充足，邪不能侵；二则可以祛邪外出。另外，风邪之性，善行而数变，易与他邪相合，使病胶着，活血则风与所夹杂之邪不复留滞。风之所生，是由营血本身出问题所致，或补血，或活血，或凉血，皆使血之生化运化合于常度，而风无所生或无所侵。因此，此处祛风与活血同用，方能达到治疗的最佳效果。（刘志龙医案）

六、柴胡桂枝干姜汤

　　柴胡桂枝干姜汤见于《伤寒论》第147条："伤寒五六日，已发汗而复下之，胸胁满微结，小便不利，渴而不呕，但头汗出，往来寒热，心烦者，此为未解也，柴胡桂枝干姜汤主之。"《金匮要略》第四篇附方："治疟寒多微有热，或但寒不热，服一剂如神。"柴胡桂枝干姜汤由小柴胡汤减半夏、人参、生姜、大枣，加桂枝、干姜、牡蛎、栝楼根，治少阳太阴同病。

【组成】柴胡半斤，桂枝三两（去皮），干姜二两，瓜蒌根四两，黄芩三两，牡蛎二两（熬），甘草二两（炙）。

【功用】和解少阳，散寒温脾。

【方证要点】

（1）寒热错杂证：这里的"热"是指肝胆郁热，"寒"是指脾脏的虚寒。所以临床既可见口苦、口干、口臭等热象，又可见肠鸣、便溏或腹胀等太阴脾虚的寒象。胡希恕辨之，证属少阳而见脾虚、津伤者；刘渡舟认为，证属少阳而见太阴虚寒者。

（2）药物剂量比：张英栋在《经方攻邪法与银屑病》一文中提道以柴胡桂枝干姜汤为例，看看当代各家使用本方的药物剂量比，及药物剂量比的不同与各家所辨"方证"差异之间是否有必然的联系。仲景原方各药剂量比为"柴胡姜桂八二三，蒌四芩三二牡甘"，即柴胡八两，桂枝三两，干姜二两，栝楼根四两，黄芩三两，牡蛎二两，炙甘草二两。胡希恕先生的常用量为柴胡24g，桂枝9g，干姜6g，栝楼根12g，黄芩9g，牡蛎9g，炙甘草6g。除了牡蛎的比例略高外，其他与仲景原方吻合。刘渡舟先生的常用量为柴胡16g，桂枝10g，干姜12g，栝楼根10g，黄芩4g，牡蛎30g，炙甘草10g。与原方比较，最显著的变化为柴胡、黄芩比例减少很多，而桂枝、干姜增加很多。黄煌先生的常用量为柴胡 6～12g，桂枝 6～10g，干姜 3～6g，栝楼根 10～12g，黄芩 5～10g，牡蛎 10～15g，炙甘草 3～6g，与仲景原药物剂量比没有明显的关系。仲景原方治疗"伤寒五六日，已发汗而复下之，胸胁满微结，小便不利，渴而不呕，但头汗出，往来寒热，心烦者"和"疟，寒多微有热，或但寒不热"者；胡希恕先生说治疗低热、便结"用此方很好"；刘渡舟先生用此方治口干、便溏、肝气不舒"疗效卓著"；黄煌教授将其定位于"柴胡类方中的安定剂和精神疲劳恢复剂"。

（3）疾病谱：常用于胃或十二指肠溃疡、慢性胃炎、胃下垂、急慢性胆囊炎、胆石症、胆道感染、急慢性肝炎、肝硬化、亚急性腹膜炎、肺炎、肺结核、肺门淋巴炎、胸膜炎、急慢性肾炎、肾病综合征、糖尿病、梅尼埃综合征、附件炎、更年期综合征、白塞综合征、月经不调、乳腺增生、痤疮等属于小柴胡汤证而见口干渴明显，但呕不明显，心下微结，气上冲或外不合者。

【类似方证鉴别】

（1）柴胡桂枝干姜汤证与大柴胡汤证：半表半里之少阳病机入里传变分寒热两端，或为阳证之实热，治实热者为大柴胡汤；或为阴证之虚寒，治虚寒者为柴胡桂枝干姜汤。

（2）柴胡桂枝干姜汤证与乌梅丸证：柴胡桂枝干姜汤证是厥阴趋向太阴少阳，而乌梅丸证是厥阴趋向少阴。两者相比之下，柴胡桂枝干姜汤证多偏热，乌梅丸证多偏寒，故而临床应用乌梅丸上火之际可改用柴胡桂枝干姜汤。

【临床应用】

口臭：戴某，女，48岁。2013年8月13日首诊。

近日晨起自感手足胀，口臭口苦稍干，于外院体检无异常，稍有腹胀，大便臭秽偏烂，时有心悸，月经尚可，白带色如脓，舌红苔薄白，双手脉滑数。

病情分析：病人饮食劳逸失度，邪气瘀滞侵犯少阳，邪正交争，津液不能正常输布，故口干大便偏烂；郁热湿气循经上扰于心及头面部，则时有心悸口苦；湿邪流注经络关节，故手足自感肿胀，体检却未见肿胀及其他异常。

治法：和解枢机，健脾祛湿。

处方：柴胡桂枝干姜汤加味。

方药：柴胡15g，桂枝12g，干姜8g，天花粉15g，黄芩12g，煅牡蛎20g，生甘草6g，荆芥穗12g，白术12g，茯苓15g，5剂。水煎内服。

药后反应：口苦口臭消失，大便成型，病人自诉手足稍感肿胀，但相对服药前已经舒服很多。续守原方5剂而愈。（刘志龙医案）

浅谈阳明病热证的证治层次

————————————————————————●

　　阳明病是外感疾病过程中，阳气亢旺，正邪相争剧烈，邪热最盛的阶段。《伤寒论》承《素问·热论》之六经，以阳明表征外感热病之阳热亢盛时期。阳明又称二阳，《素问·天元纪大论》云："阴阳之气各有多少，故曰三阴三阳也。"在六经病中，三阳病证以六腑病变为主，三阴病证以五脏病变为主。张仲景在《伤寒论》中对阳明病，实则按上、中、下三焦不同病变部位，从气、血、水的角度分层次进行论治。

一、阳明的内涵

　　《灵枢·本输》云："大肠、小肠，皆属于胃。"《素问·灵兰秘典论》云："脾胃者，仓廪之官，五味出焉。大肠者，传导之官，变化出焉。小肠者，受盛之官，化物出焉。"在生理上，胃主腐熟水谷，小肠主受盛化物、泌别清浊，大肠主传导糟粕，胃肠相互协调自成一个特殊系统，不能将大小肠分割开来。因此，阳明的内涵，从经络的角度来讲，涉及足阳明胃经；从脏腑的角度来讲，涉及足阳明胃腑和手阳明大肠腑，小肠腑的病变也包括在《伤寒论》中阳明病的范围之内。

二、阳明病的成因

《伤寒论》179 条："问曰：病有太阳阳明，有正阳阳明，有少阳阳明，何谓也？答曰：太阳阳明者，脾约是也；正阳阳明者，胃家实是也；少阳阳明者，发汗，利小便已，胃中燥烦实，大便难是也。"阳明病的成因有三：一是由于太阳病失治、误治，耗伤津液，导致胃中干燥转属阳明，所谓"太阳阳明"，脾约者是也；二是由于少阳病误用发汗、利小便，伤津化燥而成阳明病，所谓"少阳阳明"；三是阳明本经病，由于素体阳热亢盛，或有宿食内积，或感于燥热之邪，病证直接从阳明化燥而成，即所谓"正阳阳明"。陈亦人主编之《伤寒论译释》也指出："太阳阳明由于津亏，正阳阳明由于阳旺，少阳阳明由于误治。"由于太阳阳明、正阳阳明、少阳阳明三者的成因不同，所以表现出三种轻重不同的类型，但其性质总属于胃中燥热。

三、阳明病的病机及证治

（一）阳明气分证

1. 热郁胸膈证

《伤寒论》原文76条："发汗吐下后，虚烦不得眠。若剧者，必反复颠倒，心中懊𢙑，栀子豉汤主之；若少气者，栀子甘草豉汤主之；若呕者，栀子生姜豉汤主之。"77条："发汗，若下之，而烦热，胸中窒者，栀子豉汤主之。"78条："伤寒五六日，大下之后，身热不去，心中结痛者，未欲解也，栀子豉汤主之。"221条："阳明病，脉浮而紧，咽燥，口苦，腹满而喘，发热汗出，不恶寒反恶热，身重……若下之，则胃中空虚，客气动膈，心中懊𢙑，舌上苔者，栀子豉汤主之。"228条："阳明病下之，其外有热，手足温，不结胸，心中懊𢙑，饥不能食，但头汗出者，栀子豉汤主之。"以上都是热在上焦的栀子豉汤证。太阳病经过一段时间汗、吐、下等法的治疗，如果邪气已解，当然病就好了。但有时在表的邪气没解，转为无形邪热郁于胸膈，就会形成栀子豉汤证，出现"虚烦不得眠""烦热，胸中窒""心中结痛""反复颠倒，心中懊𢙑"等表现，故用栀子豉汤以清轻宣散上焦郁热。方中栀子清泄郁热，解郁除烦，又可导热下行；豆豉解表宣热，又能和胃气。两药宣中有降、降中有宣，达到清宣胸膈郁热之功。《神农本草经疏》云："热郁胸中，非宣剂无以除之。如伤寒短气烦躁，胸中懊𢙑，饥不欲食，虚烦不得眠者，用栀子豉汤吐之是也。"栀子和淡豆豉均味苦，入肺、胃二经，入胃后能引起胃腑阳气上逆；加之淡豆豉味辛，长于宣发，从而形成呕吐或咯吐，导邪热之气外出。

2. 阳明热盛证

《伤寒论》原文 176 条："伤寒，脉浮滑，此表有热，里有寒，白虎汤主之。"219 条云："三阳合病，腹满身重，难以转侧，口不仁面垢，谵语遗尿，发汗则谵语，下之则额上生汗，手足厥冷，若自汗出者，白虎汤主之。"

这是热在中焦的白虎汤证。其病机为阳明里热炽盛，伤津化燥。主要表现为身大热、汗大出、口大渴、脉洪大、烦躁等。其热型属于"热结在里、表里俱热"，即热邪弥散周身、充斥内外，而肠中糟粕尚未结成燥屎，属"阳明经证"，故用辛寒清热重剂之白虎汤，清阳明独胜之热而保胃津。白虎汤中未用大黄，说明患者虽有身热、腹满，但没有腹部实证，即没有按压硬痛的感觉，故而无需用攻下之法。方中石膏和知母均味苦性寒，擅长入肺胃二经，清肺胃之热而除烦渴；甘草、粳米益气生津，养胃和中。《伤寒论》第 168 条曰："伤寒若吐若下后，七八日不解，热结在里，表里俱热，时时恶风，大渴，舌上干燥而烦，欲饮水数升者，白虎加人参汤主之。"即当阳明邪热炽盛而津气耗伤严重时，出现大烦渴不解或口舌干燥者，须加入人参以补益津气，增强清热生津的作用，方用白虎加人参汤。

3. 阳明腑实证

热在下焦的三承气汤证，其病机为燥热之邪与糟粕互结，形成"阳明腑实证"。其构成一定有两组证候：一组是全身毒热内盛之证，一组是腹部的实证。其中调胃承气汤证为腑实初起，结而未实，热盛燥结的程度还不明显。其病位在胃脘，表现为"腹微满、腹胀满"，故以和下之法调胃气。用大黄、芒硝、炙甘草三味药缓下热结，润燥软坚。小承气汤证以痞、满、实为主，即燥屎初结于肠，痞满为主，燥坚不甚，其病位在小肠，"腹大满而不通"，故用轻下之法。以大黄、枳实、厚朴三味药泻热通便，消滞除满。大承气证以痞、满、燥、实为主，其病位在大肠，有"绕脐痛、腹满痛"，故用峻下之法。大黄四两，厚朴半斤，厚朴剂量大于大黄，意在重用行气药消痞除满；合用硝、黄以峻下泄热通腑。

（二）阳明湿热发黄证

1. 湿热在表证

湿热在表在上者，用麻黄连轺赤小豆汤。其病机为外感寒邪后，阳气郁积壅滞于肺，聚而生湿生热。以身热少汗、皮肤见黄色、身痒为辨证要点。其主要症状为发热恶寒，无汗，咳喘，肿满，小便不利，心烦，身目俱黄，脉浮数或弦数。《伤寒论》第262条曰："伤寒瘀热在里，身必黄，麻黄连轺赤小豆汤主之。"麻黄连轺赤小豆汤为散热之剂。方中麻黄、杏仁、生姜辛散表邪，并可发汗兼开提肺气以利水湿；连翘、赤小豆、生梓白皮清热利湿；

甘草、大枣调和脾胃。《伤寒论》原文中本方的煎法为"以潦水一斗"，潦水指未落至地面的雨水，取其气轻薄偏浮，入体内善行入肺经，易从肺内化汗液而出，使邪从表解。

2. 湿热在里证

湿热在中在里者，用栀子柏皮汤。栀子柏皮汤证的病机为寒邪郁表后，阳气无法透散，肝经湿热熏蒸，胆失疏泄，遂成黄疸；以发热身黄，瘀热心烦为辨证要点；主要症状为蒸蒸热状，心烦，气短，或吐衄，面目发黄，目赤痛，小便不利，脉弦数或弦大滑实。《伤寒论》第261条曰："伤寒身黄，发热，栀子柏皮汤主之。"栀子柏皮汤乃清热之剂，方中无解表药，说明已经进入"但热不寒"的阶段。原文省略病史，只论其证候特征"伤寒身黄"，并强调"发热"，突出其热重的特点。近代医家程门雪云："栀子柏皮苦寒泄热化湿，为不表不里、但清解其中、平稳之方也。"方中以栀子伍黄柏，以清热为主，适用于湿热黄疸属热重于湿者。

3. 湿热在下证

湿热在下焦者，用茵陈蒿汤。茵陈蒿汤证形成的机理为外感寒邪后，阳气郁闭于内，由于肺经阳热太过，一方面致使肝阳上升被郁，熏蒸肝阴而引发黄疸；另一方面引起太阳膀胱经内热，湿热下注而导致膀胱与大肠排泄失常。临床可见身黄如橘子色、小便黄赤短涩、腹胀、大便不畅、脉象滑数等症状。茵陈蒿汤乃是下热之剂，清热利湿并重，用于湿热俱盛之黄疸。《伤寒论》第260条曰："伤寒七八日，身黄如橘子色，小便不利，腹微满者，茵陈蒿汤主之。"柯韵伯云:"腹微满,胃家实也。调和二便,此茵陈之职。"
茵陈蒿汤中茵陈苦寒降泄,不仅能入肝经泄肝热,还能入膀胱经泄
膀胱之热,引导湿热之邪从小便出;栀子清利三焦湿热;大黄泻热
逐瘀。本方利湿与泻热同用,通腑与逐瘀并行,以清利为主。刘渡
舟云:"茵陈蒿汤专清热利湿,宣通三焦,为阳明湿热内蕴发黄而
设,使湿热之邪从小便排出。"

尤在泾认为:"茵陈蒿汤是下热之剂,栀子柏皮汤是清热之剂,
麻黄连轺赤小豆汤是散热之剂。"刘渡舟教授也认为:"张仲景有发
汗的麻黄连轺赤小豆汤、泻下的茵陈蒿汤,还来个栀子柏皮汤干什
么?它是三纲,有汗法、有下法、有清法。"可谓深得张仲景治疗
思想要领者。《伤寒论》这种阳明湿热发黄证的三纲分治之法,已
经充分体现了三焦分治的辨证思想以及"治上焦如羽、治中焦如
衡、治下焦如权"的治疗方法。

(三)热入水分证

1. 上焦水热互结证

《伤寒论》第131条曰:"结胸者,项亦强,如柔痉状,下之则
和,宜大陷胸丸。"本证是水热互结,停聚于上焦所致。"结胸"指
胸中结硬的证候。"项亦强,如柔痉状",是指其人项背强急,俯仰
困难,自汗出如同"柔痉"之症,说明不但胸中水热胶结,而且邪
阻津液,失于濡润,以致经脉不利,项背强急。由于水热在里蒸

腾，故兼见汗出。治用大陷胸丸，以峻药缓攻，逐水破结，使得上部津液通达，项强变柔，故曰"下之则和"。方中大黄、芒硝性苦咸寒，泻热破结；甘遂峻逐水饮，破其结滞，合硝黄以疏通水热之胶结，为本方之主药；葶苈子泻肺，杏仁利肺，使肺气开豁疏利，水之上源通畅，其凝结于高位的水热之邪，随气泻下而荡涤无余。

2. 中焦水（痰）热互结证

《伤寒论》第 135 条曰："伤寒六七日，结胸热实，脉沉而紧，心下痛，按之石硬者，大陷胸汤主之。"大结胸病乃是水热互结，为有形之实邪，故见心下硬痛，治疗用大陷胸汤。方中甘遂善攻逐水饮，泻热破结，为君药；大黄、芒硝荡涤肠胃，润燥软坚，为臣佐之用。综观全方，泻热与逐水并施，使水热之邪从大便而去，且药简量大，力专效宏，为泻热逐水之峻剂。

《伤寒论》第 138 条曰："小结胸病，正在心下，按之则痛，脉浮滑者，小陷胸汤主之。"小结胸病多为表邪入里，或表证误下，邪热内陷，与心下之痰相结而成，治疗用小陷胸汤。方中用苦寒之黄连以解心下之热，半夏以疏脉络之结，瓜蒌性寒凉可导心下脉络之结热下降。合之以涤胸膈痰热，开胸膈气结，攻而不峻。

大结胸证是热与水结，病位在心下至少腹，症见硬满疼痛、脉见沉紧，证重势急，治疗当泻热逐水，用大陷胸汤；小结胸证是热与痰结，正在心下，症见按之则痛、脉见浮滑，证轻势缓，治疗当清热涤痰，用小陷胸汤。

3. 下焦水热互结证

阳明病热证误下后，邪热未除，伤下焦的阴液，致津液受伤，水气不利。下焦是水液代谢重要的场所，热入下焦必然要和水邪相结，形成水热互结的证候。《伤寒论》第223条曰："若脉浮，发热，渴欲饮水，小便不利者，猪苓汤主之。"其脉浮发热为阳明气分之热，渴欲饮水是气热伤津而津液不足，小便不利是气化不利而水气停蓄，治宜清热滋阴利水的猪苓汤。方中阿胶乃血肉有情之品，咸寒润下，育阴清热；茯苓甘淡，性平，主入心、肺经，淡渗利水，引阴液上行；猪苓甘淡，性平，入膀胱经，能够引阴液下行；泽泻甘淡，性寒，能入肾、膀胱经，促进小便之通畅；滑石甘寒，既能清膀胱内热，又可利水。全方共奏滋阴清热利水之功，用清利之法，使热邪从下焦而解。

（四）热入血分证

1. 衄血证

热在上焦者，表现为阳明经衄血。《伤寒论》第227条曰："脉浮发热，口干鼻燥，能食者则衄。"本条所论为热在气分之衄血。阳明经热盛，故脉浮、发热；热邪循经上扰，故口干鼻燥；能食者，胃气强也。《伤寒论》第202条曰："阳明病，口燥，但欲漱水不欲咽者，此必衄。"本条所论为热在血分之衄血。阳明经热邪循经上扰，灼伤阳明之络而致衄血；口燥、但欲漱水不欲咽，为热在血分无疑；热在血分，迫血妄行，灼伤血络，必致衄血。治疗当凉血清热，降火止血。仲景原著中未出方，可用栀子豉汤之类。栀子苦寒，具有清热除烦和活血行血止血的双重作用，《本草纲目》称栀子："治吐血、衄血、血痢、下血、血淋、损伤瘀血，及伤寒劳复、热厥头痛、疝气、汤火伤。"

2. 热入血室证

《伤寒论》第 143 条指出："妇人中风，发热恶寒，经水适来，得之七八日，热除而脉迟身凉，胸胁下满，如结胸状，谵语者，此为热入血室也。当刺期门，随其实而取之。"本条所论述之热入血室证，是影响到肝经的气滞血结。血热互结，阻遏肝经气机，导致肝经气滞血结，则出现胸胁下满痛如结胸状；血热乘心，上扰神明则谵语。故治疗可针刺期门，因期门乃肝之募穴，刺之可利肝气，泄肝热。成无己注："肝主血，刺期门者，泻血室之热。"

《伤寒论》第 144 条曰："妇人中风七八日，续得寒热发作有时，经水适断者，此为热入血室。其血必结，故使如疟状，发作有时，小柴胡汤主之。"本条之论述乃是热入血室，瘀热相结，影响了少阳经气的畅达。瘀热阻遏了少阳经气，使少阳阳气不能够温煦，故出现恶寒；少阳阳气奋起抗邪，就出现了发热。故出现了寒热交作的情况。在治疗上用小柴胡汤调和气分，同时加丹皮、赤芍、茜草等入血分之药。

血室究为何物？有指冲脉者，认为"血室者，荣血停止之所，经脉留会之处，即冲脉也"，此说以成无己、方有执等人为代表；有指肝脏者，此说以柯韵伯等人为代表，《伤寒来苏集》云"血室者，肝也。肝为藏血之脏，故称血室"；有指子宫者，如张介宾指出："医家以冲任之脉盛于此，则月事以时下，故名曰血室。"尽管有以上三种不同观点，但冲脉、肝、子宫都属厥阴经范围。因此，血热瘀结于厥阴是其病理关键，故治疗可针刺期门或用小柴胡汤。

3. 蓄血证

蓄血证为表邪随经入里，热与血结于下焦少腹部位。阳明蓄血证的病因是"本有久瘀血"，也即内有"宿瘀"。正如《伤寒论》237 条所云："阳明证，其人喜忘者，必有蓄血。所以然者，本有久瘀血，故令喜忘，屎虽硬，大便反易，其色必黑者，宜抵当汤下之。"阳明蓄血与太阳蓄血成因、症状虽不尽相同，但若论其病理机制，则皆为邪热与瘀血相结，故治则治法相同，均依"血实者宜决之""在下者，引而竭之"之意，量其病情的轻重缓急，施以破血逐瘀之法。如血结为浅，病势较轻，热重于瘀，用桃核承气汤泄热逐瘀；如血结为深，病势较急，且瘀重于热，用抵当汤破血逐瘀；如血结虽深，但病势为缓，则用抵当丸峻药缓攻。

综上所述，阳明病是外感病过程中，阳气亢旺、邪热最盛的极期阶段，其证候性质多属里热实证。由于受津亏程度及体质等诸多因素的影响，阳明病热证具有多种病势转归。若燥热之邪与肠中糟粕互结，则形成阳明腑实证；热邪与水湿互结，则转化为阳明湿热发黄证；阳明病热证误下后，邪热未除，津液受伤，水气不利，形成热入水分证候；邪热与血搏结，则形成阳明热入血分证候。张仲景在《伤寒论》中对于阳明病热证的治疗，以气、血、水的病理变化为核心，按上、中、下三焦分层次论治的思路与方法，为后世温病学家创立"三焦辨证"论治体系奠定了理论基础。

《伤寒论》辨治热病规律

●

一、关于《伤寒论》热病

发热是临床常见之症。《伤寒论》对发热论述颇详，据初步统计，其涉及发热的条文共有 131 条（证属有热而条文中未点明发热者不计在内），约占全部条文的 1/3。其对发热的描述有大热、微热、烦热、潮热、恶寒发热、寒热往来、发热不恶寒、蒸蒸发热、翕翕发热、心中疼热等。

《素问·热论》曰："今夫热病者，皆伤寒之类也。""人之伤于寒也，则为病热。"指出热病属于伤寒的范畴，热病的病因主要是由于"伤于寒"所致。《难经·五十八难》云："伤寒有五，有中风、有伤寒、有湿温、有热病、有温病。"

刘力红教授曾在《思考中医》中提及，从发热的角度去认识疾病，那天下的疾病可以分为两类：一类是发热性的疾病，一类是不发热的疾病。《伤寒论》中治热之方非常多，这类治热方容易被忽略，因时方医生用方偏凉者多，而后世的很多时方基本是在《伤寒论》治热方加减化裁而来，反而《伤寒论》治热方被湮没，殊为可叹！

二、热病成因和种类

（一）外感之热

1. 外感热邪

热邪从皮毛或口鼻而入，本应解其外而病自愈，若不及时祛邪外出或失治误治而使邪热入于里。

2. 外感寒邪入里化热

外感寒邪侵入皮毛腠理，本应祛邪外出而愈，但若汗、吐、下等治法用之不当，反使正虚而邪入于里，郁而化热。

（二）内生之热

1. 内生之热的成因

内生之热多为脏腑阴阳失调所致。

（1）正邪相争。感受外邪，正气抗邪，正邪相争为多见。由于客邪的深浅不同，而有表里之分。风寒客于表，正气与风寒之邪相争而出现表热，其热一般较轻，故称"翕翕发热"，病多在太阳；入里多属阳明，阳明为多气多血之经，邪气盛而正气强，正邪相持，则发热重，故曰"蒸蒸发热"。

（2）虚阳外越。多因元阳衰竭，火不归原，浮越于外，发于皮肤肌肉间而出现外热，此种发热多属假热。

（3）阴虚发热。《伤寒论》虽仅在猪苓汤证中提到发热，但从少阴热化时所用的黄连阿胶汤、猪肤汤，可测知也应有发热，这一类的发热是由于阴虚生内热所致。

（4）阳气来复。少阴病、厥阴病，先是因寒而厥，若阳气未尽，经治后，阳气来复而出现发热，此乃病情好转的象征。

2. 内生之热的种类

（1）外感发热。《伤寒论》第35条："太阳病，头痛发热，身疼腰痛，骨节疼痛，恶风无汗而喘者，麻黄汤主之。"

（2）营卫不和发热。《伤寒论》第12条："太阳中风，阳浮而阴弱，阳浮者热自发，阴弱者汗自出，啬啬恶寒，淅淅恶风，翕翕发热，鼻鸣干呕者，桂枝汤主之。"

（3）蓄水发热。《伤寒论》第28条："服桂枝汤，或下之，仍头项强痛，翕翕发热，无汗，心下满，微痛，小便不利者，桂枝去桂加茯苓白术汤主之。"

（4）瘀血发热。《伤寒论》第126条："伤寒有热，少腹满，应小便不利，今反利者，为有血也。当下之，不可余药，宜抵当丸。"

（5）阳明气分发热。《伤寒论》第176条："伤寒脉浮滑，此以表有热，里有寒，白虎汤主之。"

（6）热郁胸膈发热。《伤寒论》第76条："发汗后，水药不得入口为逆，若更发汗，必吐下不止。发汗吐下后，虚烦不得眠，若剧者，必反复颠倒，心中懊憹，栀子豉汤主之；若少气者，栀子甘草豉汤主之；若呕者，栀子生姜豉汤主之。"

（7）湿热郁蒸发热。《伤寒论》第 236 条："阳明病，发热汗出者，此为热越，不能发黄也。但头汗出，身无汗，剂颈而还，小便不利，渴饮水浆者，此为瘀热在里，身必发黄，茵陈蒿汤主之。"

（8）少阳病发热。《伤寒论》第 96 条："伤寒五六日中风，往来寒热，胸胁苦满，嘿嘿不欲饮食，心烦喜呕，或胸中烦而不呕，或渴，或腹中痛，或胁下痞硬，或心下悸、小便不利，或不渴、身有微热，或咳者，小柴胡汤主之。"

其他如郁热，栀子豉汤证；气分热，白虎汤证；痰热，陷胸汤证；湿热，栀子类方证；水热，猪苓汤证；血热，桃核承气汤证；粪便热，承气汤证。

三、六经热病特点

（一）太阳之热——翕翕发热

翕翕发热反映的是机体防御和抵抗能力的程度，也说明机体和外邪进行斗争的状态（反映）。邪气仅止于表浅部位，其热怫郁在外，故大都是翕翕之发热。

太阳中风（表虚热）兼证：桂枝加葛根汤。

太阳伤寒（表实热）兼证：葛根汤、葛根加半夏汤、大青龙汤。

太阳表郁内热证：桂枝二越婢一汤。

太阳兼变证：①热郁胸膈证，栀子豉汤、栀子甘草豉汤、栀子生姜豉汤、栀子厚朴豉汤、栀子干姜汤、大黄黄连泻心汤；②肺热壅盛证，麻杏石甘汤；③肠热下利证，葛根芩连汤；④胆热移肠证，黄芩汤、黄芩加半夏生姜汤；⑤太阳蓄血证，桃核承气汤、抵当汤、抵当丸；⑥太阳结胸证，大陷胸汤、大陷胸丸、小陷胸汤。

（二）少阳之热——寒热往来

少阳为半在外半在里之阳，外邪传里，里并未实，其热发于腠理，时开时阖，故而往来寒热。

少阳本证：小柴胡汤。

兼阳明里实：大柴胡汤、柴胡加芒硝汤。

兼太阳表证：柴胡桂枝汤。

（三）阳明之热——蒸蒸而热

外邪由表及里，深入阳明，阳明为三阳之里。其热有外来，正盛邪实，正邪相争；其病多从燥化而为热盛津伤之里实热证。热有内生，如始自内热而外达肌表，其热发于肌肉，漐漐多汗，像熏蒸之气，热而润泽，故而蒸蒸而热。

阳明热证：白虎汤、白虎加人参汤。

阳明实证：大承气汤、小承气汤、调胃承气汤、蜜煎。

湿热发黄证：①湿热并重证，茵陈蒿汤；②湿重于热证，栀子柏皮汤；③湿热兼表证，麻黄连轺赤小豆汤。

（四）太阴之热——手足自温

太阴包括脾与肺及其相应的手足太阴经脉。其功能与阳明胃肠密切相关，主水谷之运化，主气，通调水道。

外邪由表及里，由实至虚，由阳转阴，传入太阴，太阴为至阴，无热可发，故病从寒化，多兼湿阻，故以太阴阳虚、寒湿内阻为其病理特征。但因胃行津液，以灌四旁，故主四肢而发热于手足。所以太阴伤寒，手足自温；太阴中风，四肢烦疼。

太阴伤寒：附子理中汤。

太阴中风：桂枝汤。

太阴兼阳明：桂枝加芍药汤、桂枝加大黄汤。

（五）少阴之热——热扰心神

无论外邪直中，或是病传少阴，皆可导致少阴心肾虚衰，气血不足而表现为严重里虚征象。视其阴阳之偏属，而有寒化、热化之分。寒化者，心肾阳虚，阴寒内盛，表现为脉微细、但欲寐，甚则吐利肢厥等。若阴寒太盛，虚阳被格于外，则可出现面赤、身反不恶寒等阴极似阳的真寒假热证。热化者，肾水不足，心火偏亢，表现为心烦不眠、舌红少苔、脉细数等。

少阴热化证：①阴虚火旺证，黄连阿胶汤；②阴伤饮结证，猪苓汤。

少阴兼化，阴竭腑实证：大承气汤。

少阴咽痛证：①阴虚咽痛证，猪肤汤；②客热咽痛证，甘草汤、桔梗汤；③痰热咽痛证，苦酒汤。

（六）厥阴之热——寒热错杂

无论外邪直中，或是病传厥阴，皆可导致厥阴气血阴阳不足，而表现为严重里虚征象；或兼邪气盛实而为虚实错杂、寒热混淆诸证；或气血虚衰之象不显而仅表现为邪实之象。其病多端，故而呈现寒热错杂之势。

痞证：附子泻心汤、半夏泻心汤、甘草泻心汤、生姜泻心汤。

上热下寒证：黄连汤、乌梅丸、干姜黄芩黄连汤、麻黄升麻汤。

湿热下利：白头翁汤。

四、伤寒热病的辨治规律

（一）表里同治

1. 代表经方

（1）大青龙汤

组成：麻黄六两（去节），桂枝二两（去皮），甘草二两（炙），杏仁四十枚（去皮尖），生姜三两（切），大枣十枚（擘），石膏如鸡子大（碎）。

主治：外寒内热证。

原文：太阳中风，脉浮紧，发热恶寒，身疼痛，不汗出而烦躁者，大青龙汤主之。若脉微弱，汗出恶风者，不可服之，服之则厥逆，筋惕肉瞤，此为逆也。（《伤寒论》第38条）

（2）桂枝二越婢一汤

组成：桂枝（去皮）、芍药、麻黄、甘草（炙）各十八铢，大枣四枚（擘），生姜一两二铢（切），石膏二十四铢（碎，绵裹）。

主治：表寒里热之轻证。

原文：太阳病，发热恶寒，热多寒少，脉微弱者，此无阳也。不可发汗，宜桂枝二越婢一汤。（《伤寒论》第27条）

（3）麻黄杏仁甘草石膏汤

组成：麻黄四两（去节），杏仁五十个（去皮尖），甘草二两（炙），石膏半斤（碎，绵裹）。

主治：外感风寒，邪热壅肺证。

原文：发汗后，不可更行桂枝汤。汗出而喘，无大热者，可与麻黄杏仁甘草石膏汤。（《伤寒论》第63条）

（4）葛根黄芩黄连汤

组成：葛根八两，黄连三两，黄芩三两，甘草二两（炙）。

主治：表证不解，热陷阳明证。

原文：太阳病，桂枝证，医反下之，利遂不止，脉促者，表未解也。喘而汗出者，葛根黄芩黄连汤主之。（《伤寒论》第34条）

（5）柴胡桂枝汤

组成：桂枝（去皮）、黄芩一两半，人参一两半，甘草一两（炙），半夏二合半（洗），芍药一两半，大枣六枚（擘），生姜一两半（切），柴胡四两。

主治：太阳少阳合病证。

原文：伤寒六七日，发热，微恶寒，支节烦疼，微呕，心下支结，外证未去者，柴胡桂枝汤主之。（《伤寒论》第146条）

（6）麻黄连轺赤小豆汤

组成：麻黄二两（去节），连轺二两（连翘根是），杏仁四十个（去皮尖），赤小豆一升，大枣十二枚（擘），生梓白皮一升（切），生姜二两（切），甘草二两（炙）。

主治：表寒实证兼湿热发黄。

原文：伤寒瘀热在里，身必黄，麻黄连轺赤小豆汤主之。（《伤寒论》第262条）

2. 类方鉴别

（1）大青龙汤与麻黄杏仁甘草石膏汤：都可以治疗外寒内热证。大青龙汤证是表寒重而里热轻，故以无汗烦躁为主症，重用麻黄以解表，为仲景发汗之重剂；而麻杏甘石汤证是表寒轻而里热重，故而以汗出而喘为主症，重用石膏以清热。

（2）大青龙汤与桂枝二越婢一汤：都可以治疗外寒内热证。大青龙汤用于体格壮实，正气充足者；而桂枝二越婢一汤用于体格虚弱，不耐发汗，正气虚弱者。

（3）桂枝二越婢一汤与大青龙汤：两者都可辛温解表兼清内热。桂枝二越婢一汤适用于体质虚弱偏向于桂枝体质患者，大青龙汤适用于体质强壮偏向于麻黄体质患者。

（二）三焦分治

清代温病大家吴鞠通在其三焦辨证治疗大法中提及："治上焦如羽，非轻不举；治中焦如衡，非平不安；治下焦如权，非重不沉。"这里的非轻不举形容药性轻清，非平不安形容药性平和，非重不沉形容药性重坠。而治上焦如羽，则说明治疗上焦病证要用轻清升浮的药物为主，因为非轻浮上升之品难达在上的病位，用药剂量也要轻，煎煮时间也要少，不要过用苦寒沉降之品。治中焦如衡，一是指治疗中焦温热病证，要注意祛邪气之盛而复正气之衰，使归于平（权衡正邪）；二是指治疗中焦湿热性病证，要注意分消湿热，升脾降胃，不可偏治（注重升降）。治下焦如权是指治疗下焦病证要注意使用重镇平抑、厚味滋潜之品，使之直达于下。

1. 从热郁胸膈至阳明腑实证

热郁胸膈（栀子豉汤证）——热郁胃肠（栀子厚朴汤证）——胃肠热实（大、小承气汤证）

栀子厚朴汤即小承气汤去大黄加栀子而成，亦可看作是栀子豉汤与小承气汤化裁的合方。因其腹满仅是气滞而无腑实，故不用大黄泻下；又因其表邪已化热入里，迫及脘腹，故不用淡豆豉之宣透。方用栀子清热以除烦，枳实、厚朴利气以消满。

2. 从热郁胸膈至阳明湿热发黄证

热郁胸膈（栀子豉汤证）——瘀热在里轻者（栀子柏皮汤证）——瘀热在里重者（茵陈蒿汤证）

3. 从少阳胆热至阳明腑实证

少阳（小柴胡汤证）——少阳阳明（大柴胡汤证）——阳明（大、小承气汤证）

（三）寒热并治

《伤寒论》实录方剂 113 方。其中寒热并用者达 53 方，占 46.09%。寒热并用之方可分以下几类：①寒热夹杂类，如中虚痞满，用半夏泻心汤清热散寒、扶中消痞。②上热下寒类，如腹中痛而表邪不除，用黄连汤清上温下；如蛔虫内扰，用乌梅丸清上温下、安蛔止痛。③寒热格拒类，如食入即吐，兼见下利，用干姜黄芩黄连人参汤清上温下。④心下热痞类，如阳虚不固兼恶寒汗出者，附子泻心汤清热痞而扶阳止汗。⑤正伤邪陷类，如上热下寒、阳气内郁，麻黄升麻汤清上温下。

少阴病八法探析

少阴属心肾两脏，病则心肾两虚，阳气衰微，临床见脉微细、但欲寐，表明少阴之阳已虚，应给予温阳之治，避免阳气衰亡之危。因此，少阴病用温法已属约定俗成之见。但中医常用的治法有八法，难道少阴病真的仅仅只有温法一途吗？本文欲从中医八法角度来探析《伤寒论》少阴病篇中的19方，希望能扩展临证用方的思路和运用。

《伤寒论》少阴病篇共有19方，分别为麻黄附子细辛汤、麻黄附子甘草汤、黄连阿胶汤、附子汤、桃花汤、吴茱萸汤、猪肤汤、甘草汤、桔梗汤、苦酒汤、半夏散及汤、白通汤、白通加猪胆汁汤、真武汤、通脉四逆汤、四逆散、猪苓汤、大承气汤、四逆汤。从这19方的主治功效中可以发现，其实少阴病中"八法"具备。

一、汗法

　　汗法是通过开泄腠理、调畅营卫、宣发肺气等作用，使在表的外感六淫之邪随汗而解的一类治法。汗法不以汗出为目的，主要是通过出汗，使腠理开、营卫和、肺气畅、血脉通，从而能祛邪外出，正气调和。所以，汗法除了主要治疗外感六淫之邪所致的表证外，凡是腠理闭塞、营卫郁滞的寒热无汗，或腠理疏松，虽有汗但寒热不解的病证，皆可用汗法治疗。

　　少阴病有不可汗之说，如《伤寒论》第 285 条："少阴病，脉细沉数，病为在里，不可发汗。"第 286 条："少阴病，脉微，不可发汗，亡阳故也。阳已虚，尺脉弱涩者，复不可下之。"那笔者如果说"少阴可汗"，是不是冒天下之大不韪？

　　其实这里的不可汗针对的是少阴里证如第 285 条，以及少阴病阳虚或阴阳两虚证如第 286 条。《素问·阴阳应象大论》曰："其在皮者，汗而发之。"说明发汗是治疗表证的大法，而第 285 条则"病为在里"，所以非发汗之所宜，若不当用汗法而汗之，则极易出现变证，仲景告诫后人此"不可发汗"。第 286 条"脉微"为阳气虚，即使有发热等表证，也不可发汗，误用发汗则可导致阳亡。而"尺脉弱涩者"乃阴血虚，阳已虚；复见"尺脉弱涩"，则为阴阳两虚。不但禁汗，也不可攻下，若误用下法则有阴竭之变。

　　但若少阴病兼表证时，用汗法则乃理所当然之事，麻黄细辛附子汤与麻黄附子甘草汤就是典型代表。

《伤寒论》第 301 条云："少阴病，始得之，反发热脉沉者，麻黄细辛附子汤主之。"

《伤寒论》第 302 条云："少阴病，得之二三日，麻黄附子甘草汤微发汗。以二三日无证，故微发汗也。"

麻黄附子细辛汤是攻表发汗、温经扶阳之剂，用于治疗发热而又脉沉的感寒证。方以附子扶阳，细辛通阳，麻黄解表。少阴病为阳气虚寒证，本不应发热，若初起而反发热，是兼有表证，故用麻黄细辛附子汤温阳解表。笔者运用此方，以恶寒无汗、头痛连脑、咳嗽重、脉沉为辨证要点。

而第 302 条，仲景则明确，说明少阴病是可以用汗法的，只不过不能"发大汗"，需"微发汗"。笔者临床运用麻黄附子甘草汤，以恶寒身痛、无汗、不喜冷、脉沉细或沉迟为辨证要点。

麻黄附子甘草汤与麻黄细辛附子汤两方非常相似，都是治太阳少阴两感证之方。一般来讲，初发者，宜麻黄细辛附子汤；得之二三日，较轻缓者，宜麻黄附子甘草汤。

二、吐法

吐法是通过涌吐的方法，使停留在咽喉、胸膈、胃脘的痰涎、宿食或毒物从口中吐出的一类治法。适用于中风痰壅，宿食壅阻胃脘，毒物尚在胃中；痰涎壅盛之癫狂、喉痹，以及干霍乱吐泻不得等属于病位居上、病势急暴、内蓄实邪、体质壮实之证。

《伤寒论》少阴病篇未见吐法之方剂，但有相关条文的论述，如第 324 条："少阴病，饮食入口则吐，心中温温欲吐，复不能吐。始得之，手足寒，脉弦迟者，此胸中实，不可下也，当吐之。若膈上有寒饮，干呕者，不可吐也，当温之，宜四逆汤。"

原文中明确提出治法为"当吐之"。"少阴病，饮食入口则吐，心中温温欲吐，复不能吐"，这是少阴阴寒上逆的证候，但并不是绝对的，条文后半段就是对此进行具体的辨证。

如果"始得之，手足寒，脉弦迟者，此胸中实，不可下也，当吐之"，即刚开始发病的时候，就见到手足寒冷，可脉象弦迟，那可能是邪阻胸中的实证，乃因为痰食之邪阻滞胸膈，正气向上祛邪，出现"饮食入口则吐"，不进食的时候，心中亦蕴结不适而上泛欲吐，然而实邪阻滞不行，故复不能吐。胸中阳气被实邪所阻，不得布于四肢，故手脚寒凉；邪结阳郁，故脉象弦迟。实邪在上，不可攻下，治当因势利导，所谓"其高者，因而越之"，故曰"当吐之"，可用瓜蒂散。瓜为甘果，成熟于长夏，清胃热者也；其蒂，瓜之生气所系也，色青味苦，象东方甲木之化，得春升生发之机，故能提胃中之气，除胸中实邪，为吐剂中第一品药。然需用谷气以和之。赤小豆甘酸，下行而止吐，取为反佐，制其太过也。香豉本性沉重，糜熟而使轻浮，苦甘相济，引阳气以上升，祛阴邪而外出。做成稀糜调二散，虽快吐而不伤神，仲景制方之精义，赤小豆为心谷而主降，香豉为肾谷而反升，既济之理也。

"若膈上有寒饮，干呕者，不可吐也，当温之，宜四逆汤。"此时虽然寒饮在膈上，但其根源在于脾肾阳虚，不能化气布津而津液停聚，用吐法就不适合了，而是应该用四逆汤温运脾肾之阳以化寒饮，阳气复则饮自化，诸症可愈。

三、下法

下法是通过泻下、荡涤、攻逐等作用，使停留于胃肠的宿食、燥屎、冷积、瘀血、结痰、停水等从下窍而出，以祛邪除病的一类治法。凡邪在肠胃而致大便不通、燥屎内结，或热结旁流，以及停痰留饮、瘀血积水等形症俱实之证，均可使用。

下法其实是《伤寒论》少阴篇的常用方法，教科书素有"少阴三急下证"之说法。

第 320 条："少阴病，得之二三日，口燥咽干者，急下之，宜大承气汤。"

第 321 条："少阴病，自利清水，色纯青，心下必痛，口干燥者，可下之，宜大承气汤。"（可下之，《玉函经》作"急下之"）

第 322 条："少阴病，六七日，腹胀，不大便者，急下之，宜大承气汤。"

第 320 条是燥实伤津，真阴将竭，治当急下；第 321 条是热结旁流，火炽津枯，法当急下；第 322 条是肠腑阻滞，土实水竭，治当急下。笔者运用此方，则以痞、满、燥、实、坚为辨证要点。

四、和法

和法是通过和解或调和的方法，使半表半里之邪，或脏腑、阴阳、表里失和之证得以解除的一类治法。《伤寒明理论》说："伤寒邪在表者，必渍形以为汗；邪在里者，必荡涤以为利；其于不内不外，半表半里，既非发汗之所宜，又非吐下之所对，是当和解则可矣。"所以和解是专治邪在半表半里的一种方法。至于调和之法，戴天章在《广瘟疫论》中说："寒热并用之谓和，补泻合剂之谓和，表里双解之谓和，平其亢厉之谓和。"可见，和法是一种既能祛除病邪，又能调整脏腑功能的治法，无明显寒热补泻之偏，性质平和，全面兼顾，适用于邪犯少阳、肝脾不和、肠寒胃热、气血营卫失和等证。和法的应用范围较广，分类也多，其中主要有和解少阳、透达膜原、调和肝脾、疏肝和胃、分消上下、调和肠胃等。

在医门八法之中，和法的应用最广，而小柴胡汤又是和法中最精炼的代表方。方中药物虽仅 7 味，却是寒热并用、补泻合剂的组方典范，不仅对外感病可收表里双解之功，而且对内伤杂病也有协调和解之效。少阴病篇虽然未见使用小柴胡汤的地方，但亦有和解剂。如宣通上下的白通汤；破阴回阳，宣通上下，咸苦反佐，兼以益阴的白通加猪胆汁汤；通达内外的通脉四逆汤；调和肝脾的四逆散等。这些皆可称之为和解剂。

第 314 条："少阴病，下利，白通汤主之。葱白四茎，干姜一两，附子一枚（生，去皮，破八片）。上三味，以水三升，煮取一升，去滓，分温再服。"传统认为，此方证是阴盛戴阳证。其病机为阴盛于下，格阳于上；其证候特点为周身恶寒，面部独赤。但原文未提及面赤以及戴阳，此乃后人据方中主药测证而得出的证名，主要是用于区别格阳证，根据第 317 条通脉四逆汤方后加减法有"面色赤者加葱九茎"，因而推知白通汤证中必有面赤；根据第 315 条"下利、脉微"，因知本证也必然是脉微。下利、脉微是阴盛于下，面赤是格阳于上，所以称之为戴阳证，用白通汤宣通上下，而沟通上下谓之和，故此方亦可算是和法之方。

第 315 条："少阴病，下利脉微者，与白通汤。利不止，厥逆无脉，干呕烦者，白通加猪胆汁汤主之。服汤，脉暴出者死，微续者生。"此方是少阴篇中和法的代表方，成无己在《注解伤寒论·辨少阴病脉证并治》云："少阴病，下利，脉微，为寒极阴盛，与白通汤复阳散寒。服汤利不止，厥逆无脉，干呕烦者，寒气太甚，内为格拒，阳气逆乱也，与白通加猪胆汁汤以和之。""以和之"，说明此方亦是和法之剂。章虚谷在《伤寒论本旨·少阴篇》则曰："下利脉微，与白通汤温脉升阳，而利不止，反厥逆无脉者，中气已败，阴阳格拒，故脉道不通，又干呕而烦，加猪胆汁、童便，反佐苦寒引阳药入阴，以交通阴阳之气，盖胆汁属少阳，童便入少阴，而少阳、少阴皆为枢，运其枢，使表里阴阳之气旋转从和，而制方之妙如有此。"章虚谷也说此方可以"交通阴阳之气"使气机"旋转从和"，从而具有和解之功。

第317条："少阴病，下利清谷，里寒外热，手足厥逆，脉微欲绝，身反不恶寒，其人面色赤，或腹痛，或干呕，或咽痛，或利止脉不出者，通脉四逆汤主之。"这里"里寒外热"是少阴病阴盛格阳证的病机与证候特点，指的是内真寒而外假热。少阴阳气大虚，阴寒内盛，故见下利清谷、手足厥逆、脉微欲绝等里寒证；虚阳被阴寒之邪格拒于外，故又见身反不恶寒，以及面色赤等外热证。用通脉四逆汤通达内外，沟通表里，是谓和法。

如对上述和法之剂还不认可，那四逆散作为少阴病篇的和解之剂，应该没有人反对吧？第318条："少阴病，四逆，其人或咳，或悸，或小便不利，或腹中痛，或泄利下重者，四逆散主之。甘草（炙）、枳实（破，水渍，炙干）、柴胡、芍药，上四味，各十分，捣筛。白饮和服方寸匕，日三服。咳者，加五味子、干姜各五分，并主下利；悸者，加桂枝五分；小便不利者，加茯苓五分；腹中痛者，加附子一枚（炮令坼）；泄利下重者，先以水五升，煮薤白三升，煮取三升，去滓，以散三方寸匕内汤中，煮取一升半。分温再服。"

凡少阴病四逆，大都属阳气虚寒，但也有阳气内部不能外达而四逆的，如四逆散主治。方中枳实宣通胃络，芍药疏泄经络血脉之滞，甘草调中，柴胡启达阳气而外行、阳气通而四肢即温。本方为调和肝脾之祖方，用治肝脾不调，后世逍遥散就是由此方合当归芍药散化裁而来。笔者运用此方，以胸肋苦满、四肢厥逆、心下痞塞、腹部按之无抵抗为辨证要点。

五、温法

温法是通过温里祛寒的作用，以治疗里寒证的一类治法。里寒证的形成，有外感、内伤的不同。或由寒邪直中于里，或因失治误治而损伤人体阳气，或因素体阳气虚弱，以致寒从中生。

《伤寒论》少阴病篇中的吴茱萸汤、桃花汤、四逆汤就是属于温法的范畴。

第306条："少阴病，下利便脓血者，桃花汤主之。"及第307条："少阴病，二三日至四五日腹痛，小便不利，下利不止，便脓血者，桃花汤主之。"赤石脂其色赤白相间，别名桃花石，加之本方煎煮成汤，其色淡红，犹若桃花一般，故称桃花汤。本方以重涩之赤石脂为主药，入下焦血分而固脱；干姜之辛温，暖下焦气分而补虚；粳米之甘温，佐以上二药而健脾和胃。全方具有温中固脱、涩肠止利作用，为脾肾阳衰、下焦不能固摄所致下痢证之特效方。汪苓友在《伤寒论辨证广注·中寒脉证》中云："此条乃少阴中寒，即成下利之证。下利便脓血，协热者多，今言少阴病下利，必脉微细，但欲寐，而复下利也，下利日久，至便脓血，乃里寒而滑脱也。"明言此方证是"里寒而滑脱也"，故桃花汤是温里祛寒之剂，属于温法范畴。笔者运用此方，以下痢经久、滑脱、有脓血为辨证要点。

第 309 条："少阴病，吐利，手足逆冷，烦躁欲死者，吴茱萸汤主之。"成无己在《注解伤寒论·辨少阴病脉证并治》中云："吐利，手足厥冷，则阴寒气甚。烦躁欲死者，阳气内争。与吴茱萸汤，助阳散寒。"可见此方也是少阴病篇温法方剂之一。笔者临床运用此方，以胃虚寒致呕吐烦躁、胸闷或头痛为辨证要点。

第 323 条："少阴病，脉沉者，急温之，宜四逆汤。"这里仲景明确提出用温法，《医宗金鉴·订正仲景全书·伤寒论注·辨少阴病脉证并治》云："少阴病，但欲寐，脉沉者，若无发热、口燥之证，则寒邪已入其脏，不须迟疑，急温之以四逆汤，消阴助阳可也。"笔者运用此方，以身热恶寒、手足冷、体痛、下利、腹部拘急为辨证要点。

六、清法

清法是通过清热、泻火、解毒、凉血等作用，以清除里热之邪的一类治法。适用于里热证、火证、热毒证以及虚热证等里热病证。由于里热证有热在气分、营分、血分、热壅成毒以及热在某一脏腑之分，因而在清法之中，又有清气分热、清营凉血、清热解毒、清脏腑热等不同。

《伤寒论》少阴病篇中的黄连阿胶汤、甘草汤、桔梗汤等都属于清法的范畴。

第303条:"少阴病,得之二三日以上,心中烦,不得卧,黄连阿胶汤主之。"《医宗金鉴·订正仲景全书·伤寒论注·辨少阴病脉证并治》云:"少阴病,得之二三日以上,谓或四五日也。言以二三日,少阴之但欲寐,至四五日,反变为心中烦而不得卧,且无下利清谷,咳而呕之证,知非寒也,是以不用白通汤;非饮也,亦不用猪苓汤;乃热也,故主以黄连阿胶汤,使少阴不受燔灼,自可愈也。"《医宗金鉴》明确提出用黄连阿胶汤"乃热也",可见黄连阿胶汤也是属于清法之剂,以清热为主。笔者运用此方,以胸热、烦悸、不得眠为辨证要点。

第311条:"少阴病,二三日,咽痛者,可与甘草汤;不差,与桔梗汤。"唐容川《伤寒论浅注补正·辨少阴病脉证并治》云:"此咽当红肿论……故宜泻火以开利……故以甘草缓缓引之,使泻上焦之火,而生中焦之土,则火气退矣。近有硼砂能化痰清火,为治喉要药,其味颇甘,今皆知其治咽痛,而不知即仲景甘草汤意也。服之不差,恐壅塞未去也,故加桔梗开利之,后人用刀针放血,即是开利之意。"此方可泻火以开利,因此也是清法之剂。笔者运用甘草汤以咽喉痛之轻证为辨证要点,主要症状为咽痛、咽部红、口干、脉细。而笔者运用桔梗汤则以咽痛、咳吐浓痰、或胸痛为辨证要点。

七、消法

消法是通过消食导滞、行气活血、化痰利水、驱虫等方法，使气、血、痰、食、水、虫等积形成的有形之邪渐消缓散的一类治法。适用于饮食停滞、气滞血瘀、癥瘕积聚、水湿内停、痰饮不化、疳积虫积，以及疮疡痈肿等病证。

《伤寒论》少阴病篇中的附子汤、苦酒汤、半夏散及汤、真武汤等属于消法的范畴。

第304条："少阴病，得之一二日，口中和，其背恶寒者，当灸之，附子汤主之。"第305条："少阴病，身体痛，手足寒，骨节痛，脉沉者，附子汤主之。"后世医家常用此方祛寒除湿治疗各种痛证，故而此方也属于消法之范畴，乃祛除水湿内停之剂。笔者运用此方，以两寒两痛（两寒，即手足寒和背恶寒；两痛，即身体痛和骨节痛）为辨证要点。

第312条："少阴病，咽中伤，生疮，不能语言，声不出者，苦酒汤主之。"此方具有清热涤痰、敛疮消肿之功，乃属于消法的范畴。尤在泾《伤寒论贯珠集·少阴篇》曰："少阴热气随经上冲，咽伤生疮，不能语言，音声不出，东垣谓少阴邪入于里，上结于心，与火俱化而克金也。故与半夏之辛，以散结热，止咽痛；鸡子白甘寒入肺，清热气，通声音；苦酒苦酸，消疮肿，散邪毒也。"笔者运用此方，以咽干痛、声音嘶哑，且表证不明显为辨证要点。原方所载煎服方法不便，笔者一般是建议患者用姜半夏 10 ～ 15g，水一碗许煎，待水开，用中火沸 20 分钟左右，去渣入米醋 20 ～ 60mL，待半冷时加入鸡子清两个，搅拌和匀，徐徐含咽。

第 313 条："少阴病，咽中痛，半夏散及汤主之。"半夏散及汤具有散寒通咽、涤痰开结之功，符合消法的范畴，乃是消法中的化痰之剂。程知《伤寒经注·少阴篇》云："少阴病，其人但咽痛，而无烦渴、心烦、不眠诸热证，则为寒邪所客，痰涎壅塞而痛可知。故以半夏之辛温涤痰，桂枝之辛热散寒，甘草之甘平缓痛。"笔者运用此方，以咽喉肿痛、有表证而口不渴为辨证要点。

第 316 条："少阴病，二三日不已，至四五日，腹痛，小便不利，四肢沉重疼痛，自下利者，此为有水气。其人或咳，或小便利，或下利，或呕者，真武汤主之。"后世虽然把真武汤作为一个温补肾阳的处方，但仲景原意是因其"有水气"，用真武汤温肾阳，利水气，且以利水气为主。张璐《伤寒缵论》曰："真武汤方本治少阴病水饮内结，所以首推术、附兼茯苓、生姜，运脾渗水湿为务，此人所易明也。至用芍药之微旨，非圣人不能，盖此证虽曰少阴本病，而实缘水饮内结，所以腹痛自利，四肢疼重，而小便反不利也。若极虚极寒，则小便必清白无禁矣，安有反不利之理哉！则知其人不但真阳不足，真阴亦已素亏，若不用芍药固护其阴，岂能胜附子之雄烈乎？即如附子汤、桂枝加附子汤、芍药甘草附子汤，皆芍药与附子并用，其温经护荣之法，与保阴回阳不殊。后世用药，能获仲景心法者，几人哉？"笔者运用此方，以心下悸、头眩、身瞤动、下肢浮肿或痛为辨证要点。

八、补法

　　补法是通过补益人体气血阴阳，以主治各种虚弱证候的一类治法。补法的目的，在于通过药物的补益，使人体气血阴阳虚弱或脏腑之间的失调状态得到纠正，复归于平衡。

　　《伤寒论》少阴病篇中的猪肤汤、猪苓汤属于补法的范畴。

　　第310条："少阴病，下利，咽痛，胸满，心烦，猪肤汤主之。"方中猪皮甘凉，含蛋白质、脂肪、胶质等，尤以胶质多，可以滋阴益血，滋润皮肤；白蜜甘凉，滋阴润燥，调脾胃，通三焦，泽肌肤；米粉调和诸药。此方具有滋肾润肺、补脾止利之功，乃属于补法之剂。《伤寒论今释》亦云："猪肤汤……润滑而甘，以治阴虚咽痛，其咽当不肿，其病虽虚而不甚寒，非亡阳之少阴也。"笔者临床运用此方，以口干、咽痛、心烦、下利、舌红少津、脉细数为辨证要点。猪肤汤临床使用不方便，可以用养阴清肺汤、麦门冬汤等加减代之。

　　第319条："少阴病，下利六七日，咳而呕渴，心烦不得眠者，猪苓汤主之。"猪苓汤主治阴虚而水湿内停，属于补法之剂。此方用猪苓、茯苓、泽泻淡渗利水，阿胶滋润养阴，滑石能清热、渗湿利窍，能荡涤六腑而无克伐之弊。诸药合用，清热泻火而不伤阳，利水渗湿而不伤阴。笔者运用此方，以小便不利，或淋痛、尿血而渴欲饮水为辨证要点。

　　最后，将《伤寒论》少阴病篇中少阴病治疗八法简单归纳如下：①汗法，麻黄细辛附子汤、麻黄附子甘草汤；②吐法，未见吐法之方剂，但有相关的条文论述；③下法，大承气汤；④和法，白通汤、白通加猪胆汁汤、通脉四逆汤、四逆散；⑤温法，桃花汤、吴茱萸汤、四逆汤；⑥清法，黄连阿胶汤、甘草汤、桔梗汤；⑦消法，附子汤、苦酒汤、半夏散及汤、真武汤；⑧补法，猪肤汤、猪苓汤。

　　少阴病篇中病证比较复杂，故而用单一温法不足以指导经方临床运用，正如程钟龄《医学心悟》中所说："一法之中，八法备焉；八法之中，百法备焉。"临证处方，必须针对少阴病中的具体病证，灵活运用八法，使之切合病情，方能收到满意的疗效。

　　（本文由笔者与黎崇裕共同署名，原文发表于《中医药临床杂志》2017 年 11 月 29 卷第 11 期，第 1814 ～ 1817 页，现略有改动）

《伤寒论》治水方剂述要

一、水病的概述

  天津市安仁中医院的柳媛在《水液代谢的调节剂——苓桂剂》一文中指出："水液代谢，是指水液的生成、输布以及水液被人体利用后的剩余水分和代谢废物的排泄过程。早在《内经》中就对这一过程有了较详细的描述：'饮入于胃，游溢精气，上输于脾，脾气散精，上归于肺，通调水道，下输膀胱，水精四布，五经并行。'盖饮入于胃，脾为之行其津液，以灌溉全身；肺主气为水之上源，行治节而通调水道，下输膀胱；肾为水脏，主气化开阖，总司一身津液；三焦为水道，是水液气化升降的通路；膀胱为水府，津液藏焉，气化则能出矣。在正常的生理状态下，人体水液代谢须由肺、脾、肾、三焦、膀胱等脏腑的共同气化作用才能完成。若气化失调，水液环流受阻，司水功能障碍，则易致液停聚而发为水气病。其病或发于表或发于里，沿三焦为客，或留滞于中，或泛溢于外，或停蓄于下，或冒泛于上，因而临床所表现出来的症状不尽相同。"

当津液运行输布出现问题时可有不同的表现形式，因此可分为水、湿、痰、饮。

水可以是正常的水液，异常情况下则是水邪，即水停证、水气病、水客为患。

湿无明显性质可见而呈"汽态"，弥漫性大。

痰是体内水液停聚凝结而形成的一种质地稠浊而黏的病理产物，常呈半凝固乳胶状态，流动性小。

饮是体内水液停聚而转化成的一种较痰清稀、较水混浊的病理性产物。

笔者认为水气病，就是水邪病。《伤寒论》明确提出水气病的条文只有 4 条，分别是小青龙汤、生姜泻心汤、真武汤、牡蛎泽泻散；而涉及水气病的论述有 37 条，载方 14 首，分别为桂枝去桂加茯苓白术汤（28）、小青龙汤（40，41）、苓桂枣甘汤（65）、苓桂术甘汤（67）、五苓散（71，72，73，74，141，156，244，386）、茯苓甘草汤（73，356）、真武汤（82，316）、柴胡桂枝干姜汤（147）、十枣汤（152）、生姜泻心汤（157）、甘草附子汤（175）、猪苓汤（223，224，319）、四逆汤（29，91，92，225，323，324，353，354，372，377，388，389）、牡蛎泽泻散（395）。

二、水病的成因

阚湘苓、王东强在《浅谈〈伤寒论〉水饮证治》一文中认为，水饮为病的成因有如下几种。

1. 误治

由外感病误治造成，如《伤寒论》第65条"发汗后，其人脐下悸者"，乃发汗损伤心之阳气，致肾中之寒水欲冲逆向上；第67条"伤寒，若吐、若下后，心下逆满……"乃吐下之后，脾胃阳气受损而不能制水，导致水气上冲；第82条"太阳病发汗，汗出不解，其人仍发热，心下悸……"乃发汗损伤肾之阳气而致水饮泛溢周身；第131条"所以成结胸者，以下之太早故也"乃下后致表邪入里化热而成水热互结之证等。

2. 失治

因外感病失治，化热入里，邪气与水饮相结为患。如《伤寒论》第135条"伤寒六七日，结胸热实……"乃伤寒失治，表邪化热入里，与素停之水互结所导致的大结胸病；第139条"少阴病，下利六七日，咳而呕渴……"乃少阴寒化下利日久，一方面可使人体津液受损而内生虚热，另一方面又可扰乱水液代谢的正常运行而导致水饮内停，两者相合，致水热互结下焦等。

3. 外感引发

若病人素有饮邪停留，感受外邪以后，易引发水饮为病。如《伤寒论》第41条"伤寒，心下有水气，咳而微喘"，乃外感引发心下久停之水气上射于肺；第152条"太阳中风，下利、呕逆，表解者，乃可攻之……"乃外感引发胸胁所停之水而致的悬饮证等。

三、水病分型及主证

《伤寒论》中水饮病的分型主要有痰饮、水气、湿痹、结胸、奔豚等。其主证主要有：水气往上冲，蒙蔽头面清阳之气，可见头目眩晕，动则为甚；浊阴之气上犯头面部的眼、耳、鼻、舌，清阳之气不能温养清窍，则现耳聋、双目视物模糊不清、鼻塞、口失滋味等；水气再上冲于咽喉，则可以表现为咽喉部的闷堵不适；上冲于胸，上焦阳气被水寒所抑，不能舒展，则自觉胸中憋闷；胸又为心肺所居之地，水寒之气犯胸，也可表现为咳嗽、短气、心悸不安；水寒之气侵犯心下的胃脘部位则可表现为胃中胀满、恶心、呕吐，侵犯膀胱则小便不利或异常，侵犯肠道则水泻。

四、治水特点

1. 发汗、渗利
遵《内经》"开鬼门、洁净府"之旨，《伤寒论》治水，大体上以发汗、渗利为治水的两大准绳。《金匮要略·水气病脉证并治》说："诸有水者，腰以下肿，当利小便；腰以上肿，当发汗乃愈。"

2. 温运阳气
《金匮要略·痰饮咳嗽病脉证并治》中的"病痰饮者，当以温药和之"是治疗水气隐于内所致各种病变的基本原则。因水邪性寒属阴，得阴则聚，得阳则化，所以温运阳气法贯穿《伤寒论》治水始终。

3. 健运脾胃

《伤寒论》在应用利水法时处处顾护正气，具体表现在健运脾胃以治水气。这种思想体现在众多方剂中，凡是涉及水饮、脾失健运等证，张仲景多数使用茯苓、白术的配伍，健运而治水，如苓桂术甘汤、五苓散、真武汤等。《伤寒论》治水药物频率最高的是甘草、茯苓、桂枝、白术、大枣。

五、治水方药

谢茂源先生在其博士论文《〈伤寒论〉水病的辨治规律研究》一文中提道："《伤寒论》治水药物包括化水药（桂枝、干姜、附子、半夏、白术、生姜、细辛、人参）、利水药（茯苓、泽泻、猪苓、滑石、葶苈子、芍药）、发汗药（麻黄、杏仁）、逐水药（甘遂、大戟、芫花、蜀漆、商陆）、泻下药（大黄、芒硝）、涌吐药（瓜蒂）。《伤寒论》治水方剂包括健脾剂、理肺剂、调肾剂、疏通三焦剂、发汗剂、利水剂、逐水剂、和解剂、涌吐剂。"若从寒热来分仲景治水的处方，又大致可归为治寒饮剂，如小青龙汤（表里）、苓桂姜甘汤（胃）、三物白散（胃）、苓桂术甘汤（脾）、苓桂枣甘汤（心肾）、真武汤（肾）、柴胡桂枝干姜汤（肝）、五苓散

（膀胱）、十枣汤（胸胁）；治热饮剂，如猪苓汤（膀胱）、大陷胸汤（胸腹）、小陷胸汤、大陷胸丸、牡蛎泽泻散等。此外，又可以五脏六腑来分治水方剂。

1. 饮邪在心——温通心阳之苓桂枣甘汤

【原文】①发汗后，其人脐下悸者，欲作奔豚，茯苓桂枝甘草大枣汤主之。（65）②发汗后，脐下悸者，欲作奔豚，茯苓桂枝甘草大枣汤主之。（《金匮要略·奔豚气病脉证治》）

【组成】茯苓半斤，桂枝四两（去皮），甘草二两（炙），大枣十五枚（擘）。

【参考剂量】茯苓 24g，桂枝 12g，炙甘草 6g，大枣 8 枚。

【功用】平冲降逆，通心阳，制肾水。

【主治】伤寒发汗后，其人脐下悸，欲作奔豚者。本证为表证过汗损伤心阳，心阳虚不能温肾化水而致水停于下，或下焦原有水气内停，则水邪随虚而欲上乘，故见脐下攻筑跳动而如奔豚之作。

【方解】本方重用茯苓并先煮，取其利小便，伐肾水而宁心；合桂枝通阳化气行水，使寒水之气从下而利。桂枝平冲降逆，合炙甘草辛甘合化以复心阳。伍甘草健脾益气，助水气运化。

【临证要点】

（1）水气上冲，虽与脾不能为胃行津液而水气内生有关，但究其根本是在于心阳虚弱而致水寒之气上犯。所以治疗水气上冲，除了补脾以行水之外，其关键在于温补心阳以壮心阳坐镇之力。

（2）心阳不足证以脐下悸动、感觉气从少腹上冲、呈发作性、腹中无形质可查为辨证要点。主要症状为脐下悸动，腹中痛或者少腹拘急，小便不利，眩晕，呕吐，心悸，短气，口干不欲多饮水；舌质淡，舌苔白滑。

（3）苓桂枣甘汤证的病机关键在于心阳虚，肾水上泛，治当温阳利水平冲。

【类似方证鉴别】苓桂枣甘汤证与苓桂术甘汤证：苓桂枣甘汤证为下焦宿水，上凌于心，症见脐下动悸、欲作奔豚。处方中茯苓、桂枝用量分别比苓桂术甘汤多四两、一两，可见其水饮与冲逆程度均较之为甚。

2. 饮邪在肝——化气行水之柴胡桂枝干姜汤

【原文】①伤寒五六日，已发汗而复下之，胸胁满微结，小便不利，渴而不呕，但头汗出，往来寒热，心烦者，此为未解也，柴胡桂枝干姜汤主之。（147）②柴胡姜桂汤治疟寒多微有热，或但寒不热，服一剂如神。（《金匮要略·疟病脉证并治》）

【组成】柴胡半斤，桂枝三两（去皮），干姜二两，栝楼根四两，黄芩三两，牡蛎二两（熬），甘草二两（炙）。

【参考剂量】柴胡24g，桂枝9g，干姜6g，天花粉12g，黄芩9g，煅牡蛎6g，炙甘草6g。

【功用】和解少阳，化气行水。

【主治】伤寒少阳证，往来寒热，寒重热轻，胸胁满微结，小便不利，渴而不呕，但头汗出，心烦；牡疟寒多热少，或但寒不热。

【方解】柴胡桂枝干姜汤证为饮结于胸证。盖少阳枢机不利，疏泄失常，故使水饮停内，小便不利。饮结于胸，胸胁满微结。水饮停蓄，气不化津，故口渴。但头汗出，心烦者，是阳气不能宣发，郁而上蒸所致。治以和解少阳，温化水饮。方中柴胡治热，桂枝、干姜、茯苓治寒饮，栝楼根、牡蛎逐饮开结，甘草和中。

【临证要点】

（1）辨证要点：该方证属胆热脾寒证，以口苦、便溏、肝气不舒（肝区不适、胁痛、情绪不佳）为辨证要点。主要症状为往来寒热，腹满而吐，食不下，自利，时腹自痛，烦躁易怒，口苦，咽干，目眩，小便不利，胸胁满微结，或者四肢不温明显者，口淡不渴，口唇淡白，面部无华；舌质淡红或者暗红，舌苔白厚腻，脉沉弦。

（2）用药指针：少阳证，病涉及肝胆，转枢机。本方属于治疗柴胡体质的寒热错杂剂。这里的"热"是指肝胆郁热，"寒"是指脾脏的虚寒。所以临床既可见口苦、口干、口臭等热象，又可见肠鸣、便溏或腹胀等太阴脾虚的寒象。柯韵伯认为："此方全是柴胡加减法，心烦不呕而渴，故去参夏加栝楼根；胸胁满而微结，故去枣加蛎；小便虽不利而心下悸，故不去黄芩不加茯苓；虽渴而表未解，故不用参而加桂，以干姜易生姜，散胸胁之满结也。"

【类似方证鉴别】

（1）柴胡桂枝干姜汤证与大柴胡汤证：半表半里之少阳病机，入里传变分寒热两端。或为阳证之实热，为大柴胡汤证；或为阴证之虚寒，则为柴胡桂枝干姜汤证。

（2）柴胡桂枝干姜汤证与乌梅丸证：欧阳卫权先生说："它们方证之间还是有区别的，柴胡桂枝干姜汤证是厥阴趋向太阴少阳，而乌梅丸证是厥阴趋向少阴。两者相比之下，柴胡桂枝干姜汤证多偏热，乌梅丸证多偏寒。"欧阳卫权先生用此方则是在厥阴病寒热错杂的前提下，若有少阳热大于太阴寒则用之。

3. 饮邪在脾——温脾利水之苓桂术甘汤

【原文】①伤寒若吐，若下后，心下逆满，气上冲胸，起则头眩，脉沉紧，发汗则动经，身为振振摇者，茯苓桂枝白术甘草汤主之。（67）②心下有痰饮，胸胁支满，目眩，苓桂术甘汤主之。（《金匮要略·痰饮咳嗽病脉证并治》）③夫短气有微饮，当从小便去之，苓桂术甘汤主之，方见上。肾气丸亦主之，方见脚气中。（《金匮要略·痰饮咳嗽病脉证并治》）

【组成】茯苓四两，桂枝三两（去皮），白术二两，甘草二两（炙）。

【参考剂量】茯苓20g，桂枝15g，白术10g，炙甘草10g。

【功用】温中降逆，化饮利水。

【主治】脾阳不足，水停中焦之证。

【方解】心下属脾之部位，饮凌于脾，致脾弱不能制水，则生痰。胸为阳气往来之路，饮邪弥漫于胸、盈满于胁，故胸胁支满。动则水气荡漾，变态无常，或头旋转，或目眩，或心动悸等，皆随其发作。方以茯苓健脾而利水；桂枝温阳化气，平冲降逆；白术健脾，脾健则能运化水液；炙甘草补脾益气。充分体现了张仲景"病痰饮者，当以温药和之"的治疗思想。

【临证要点】

（1）辨证要点：该方证属脾阳虚水停心下证，以心下悸、头眩、小便不利、气上冲为辨证要点。主要症状为起则眩晕，平卧则已；头晕眼花，不耐久视，久视则昏暗不清晰，或生云翳或赤痛多泪；气上冲胸，短气胸闷；身为振振摇，平素无畏寒；舌质淡，或舌体胖大，舌苔白滑，脉沉紧或沉滑，或脉弦，或兼浮。

（2）体质特征：这是湿体中水湿内停的一种类型，偏于消化代谢系统功能紊乱。其人不论体形胖瘦，多呈黄肿貌，肌肉松软，容易浮肿，特别是早晨尤为明显，如眼睑浮肿；口渴，喝水后上腹部易有振水音，进食后易于腹泻，进脂肪餐后更明显；容易患脂肪肝，容易眩晕；舌体胖大而淡，或有齿痕。

【类似方证鉴别】

（1）苓桂术甘汤证与真武汤证：都可见水肿、小便不利。苓桂术甘汤证为脾阳虚，水停心下；可见心下逆满，恶心呕吐，起则头眩，胸胁支满等症。而真武汤证，属肾阳虚水邪泛滥；可见肢冷畏寒，心下悸，身𥆧动等症。

（2）苓桂术甘汤证与苓桂味甘汤证：都可有水饮上冲见证。苓桂术甘汤证为脾阳虚，水停心下；可见心下逆满、恶心呕吐、起则头眩、胸胁支满等症。而苓桂味甘汤证为中焦虚寒，胃气上冲；可见冲逆较急、气从少腹上冲胸咽、面热如醉等症。

（3）苓桂术甘汤证与甘草干姜茯苓白术汤证：二方药物组成基本相同，都可以温阳化饮，仅桂枝、干姜之异。桂枝可去冲气，故苓桂术甘汤证见心下逆满、恶心呕吐、起则头眩等冲气之症；干姜旨在燠土胜湿，故甘草干姜茯苓白术汤证为肾着，症见身重、腰及腰以下冷痛等寒湿之症。

4. 饮邪在胃——温胃化饮之茯苓甘草汤

【原文】①伤寒，汗出而渴者，五苓散主之；不渴者，茯苓甘草汤主之。（73）②伤寒厥而心下悸，宜先治水，当服茯苓甘草汤；却治其厥。不尔，水渍入胃，必作利也，茯苓甘草汤。（356）

【组成】茯苓二两，桂枝二两，甘草一两（炙），生姜一两。

【参考剂量】茯苓 10g，桂枝 10g，甘草 5g，生姜 3 片。

【功用】温胃化饮，通阳利水。

【主治】胃虚水停证。

【方解】本证以心下悸、口不渴、小便利为辨证要点。《金匮要略》云："水停心下，甚者则悸。"胃阳不足不能化水，水气凌心则心下悸；因其病在中焦，无关下焦气化，故口不渴而小便自利；若水饮内停，阳气被遏，不能外达四肢，可见手足厥冷之症。此胃阳不足，水停中焦之证，治以茯苓甘草汤温胃散水。方仍用茯苓淡渗利水，桂枝温阳化气，合用以行内停之水；炙甘草温中以复胃气；重用生姜以激化胃阳，助胃游溢精气，化胃中之水邪。

【临证要点】

（1）辨证要点：该方证属胃虚水停证。以胃脘部悸动不安或者振水音，恶心嗳气为辨证要点。主要症状为腹部柔软而胸胁胀满，或胃肠间水声辘辘，呕吐痰涎，量多色白清稀而不渴，小便不利，或浮肿倾向，或心悸；舌质淡或舌体胖大，舌苔白滑；脉沉紧，或沉滑，或脉弦，或兼浮。

（2）疾病谱：常用于痫证、神经性心脏病、浅表性胃炎、糜烂性胃炎、幽门螺杆菌感染、消化道溃疡、冠心病、胸闷、心痛等属于心阳不足，胃虚水停者。

【类似方证鉴别】

（1）茯苓甘草汤证与苓桂术甘汤证：两方证病位均在胃。茯苓甘草汤证属胃虚水停证，以心下悸、口不渴、小便利为辨证要点。而苓桂术甘汤证属胃中津液亏虚，胃气虚弱，饮停中焦，症状以中焦为中心，心下逆满，气从心下上冲心胸；所以方加白术以温化寒湿，化寒湿为津液，以助胃气恢复其功能。

（2）茯苓甘草汤证与苓桂枣甘汤证：茯苓甘草汤证属中焦胃虚水停证。而苓桂枣甘汤证属下焦水气内停，中焦胃虚，脐下水饮欲动；所以方用大枣大补津液，固护中焦胃气，缓急阻水，以防止水邪上犯。

5. 寒饮在胃——散寒逐水之三物白散

【原文】①病在阳，应以汗解之，反以冷水潠之。若灌之，其热被劫不得去，弥更益烦，肉上粟起，意欲饮水，反不渴者，服文蛤散。若不差者，与五苓散。寒实结胸，无热证者，与三物小陷胸汤，白散亦可服。（141）②《外台》桔梗白散治咳而胸满，振寒脉数，咽干不渴，时出浊唾腥臭，久久吐脓如米粥者，为肺痈。桔梗、贝母各三分；巴豆一分，去皮熬，研如脂。上三味，为散，强人饮服半钱匕，羸者减之。病在膈上者，吐脓血；膈下者，泻出；若下多不止，饮冷水一杯则定。（《金匮要略·肺痿肺痈咳嗽上气病脉证治》）

【组成】桔梗三分，巴豆一分（去皮心，熬黑，研如脂），贝母三分。

【参考剂量】桔梗 3g，巴豆 1g（去皮心，熬黑，研如脂），贝母 3g，打为散用。

【功用】攻寒逐水，涤痰破结。

【主治】太阳病误用冷水淋洗，邪热被寒气所阻抑，水寒伤肺，寒气结于胸中。

【方解】贝母主疗心胸郁结；桔梗能开提血气，利膈宽胸；然非巴豆之辛热斩关而入，何以胜桔梗、贝母之苦寒，使阴气流行而成阳也？白饮和服者，甘以缓之，取其留恋于胸，不使速下耳；散者，散其结塞，比汤以荡之更精。

【临证要点】

（1）辨证要点：该方证属寒实结胸（寒饮在胃）证，以喉中塞感、咳而胸痛、胸高息迫为辨证要点。主要症状为胸中满而振寒，不发热，咳，咽干不渴，时出浊唾腥臭，久久吐脓如粳米粥，喉头白腐，呼吸困难，舌淡胖，苔白厚而腻。

（2）疾病谱：常用于肠胃痈、幽痈、胸背挛痛、疮毒内攻、肝硬化腹水、急性肾衰竭、肺脓肿、肺水肿、肺炎初期、咽痛、白喉等属于寒实结胸，无热证者。

（3）注意事项：仲景原文"病在膈上必吐，在膈下必利"，临床见服用白散方后又吐又泻，能使体内的寒痰留饮排出体外；仲景原文"不利进热粥一杯"，体质特殊，服药后不泻下者，加服热粥，增加辛热之性，促进吸收。仲景原文"利不止进冷粥一杯"，服药后，反应强烈泻不止，服冷粥可以减缓药物作用继续吸收和稀释胃中药物浓度。本方服用期间，忌猪肉、芦笋等。

【类似方证鉴别】

三物白散与大陷胸汤证：都可以见胸膈硬满拒按，呼吸困难，大便不通等症。三物白散证为寒痰相凝，故无发热、头汗出、舌燥口渴症状；而大陷胸汤证为痰热互结，可见发热、汗出、口渴等内热症状。

6. 饮邪在肺——温肺化饮之小青龙汤

【原文】①伤寒表不解，心下有水气，干呕，发热而咳，或渴，或利，或噎，或小便不利、少腹满，或喘者，小青龙汤主之。（40）②伤寒心下有水气，咳而微喘，发热不渴。服汤已渴者，此寒去欲解也。小青龙汤主之。（41）③肺痈胸满胀，一身面目浮肿，鼻塞清涕出，不闻香臭酸辛，咳逆上气，喘鸣迫塞，葶苈大枣泻肺汤主之。方见上，三日一剂，可至三四剂，此先服小青龙汤一剂乃进。小青龙汤方见咳嗽门中。（《金匮要略·肺痿肺痈咳嗽上气病脉证治》）④病溢饮者，当发其汗，大青龙汤主之，小青龙汤亦主之。

（《金匮要略·痰饮咳嗽病脉证并治》）⑤咳逆，倚息不得卧，小青龙汤主之，方见上及肺痈中。（《金匮要略·痰饮咳嗽病脉证并治》）⑥妇人吐涎沫，医反下之，心下即痞，当先治其吐涎沫，小青龙汤主之；涎沫止，乃治痞，泻心汤主之。（《金匮要略·妇人杂病脉证并治》）

【组成】麻黄二两（去节），芍药二两，桂枝二两（去皮），甘草二两（炙），细辛二两，五味子半升，半夏半升（洗），干姜三两。

【参考剂量】生麻黄12g，白芍12g，细辛12g，干姜12g，炙甘草12g，桂枝12g，五味子10g，半夏10g。

【功用】解表散寒，温肺化饮。

【主治】伤寒表不解，心下有水气，干呕发热而咳，或渴，或利，或噎，或小便不利，少腹满，或喘者。临床所见以咳嗽、气喘为主要特点。

【方解】方中用麻黄、桂枝合而解表，同时辛温发散主升肺之阳气以祛痰饮；细辛、干姜、半夏温化肺胃中之寒饮；五味子、芍药于辛温药中敛气固阴，然二药非只为牵制辛散药性而设，如第96条小柴胡汤方后注"若咳者……加五味子半升，干姜二两"、第316条真武汤方后注"若咳者，加五味子半升，细辛一两，干姜一两"、第318条四逆散方后注"咳者，加五味子、干姜各五分，并主下利"。由此可见，五味子与干姜酸辛合用，共调肺之宣降气机，而其性同温可共化痰饮，二药相反相成，为治痰饮咳逆之固定组合。芍药酸味入肝养血，调肝气而助肺气肃降有常，达气行则水行之意。炙甘草调和药性。全方辛甘同用，辅以酸甘并施，使解表蠲饮而不耗散气阴。

【临证要点】

（1）方证特点：①患者面部水色、水斑、水气、水苔出现。水色，指面部青色或黧黑，或下眼睑处呈青暗；水斑指患者面部出现对称性的色素沉着；水气指面部虚浮、眼睑微肿；水苔指舌苔水滑。②咳嗽，喘息，痰多呈白色泡沫样（落地成水），或是咳吐冷痰，自觉痰冷，痰色似蛋清样半透明，且连续不断。③冬季寒冷时，发作加重；天气暖和时，病情缓解。④其他见症诸如气短、憋闷、窒息感；重者则咳逆倚息不得平卧，甚则咳喘时涕泪俱出；更甚者，可因水气上冲而突然昏厥。⑤脉弦，舌苔水滑。

（2）干姜、五味子用量比例。若治新喘，宜注意温散，干姜必重用；若治久喘，宜注意收敛肺气，五味子须重用。邹润安说："仲景之方，用五味即用干姜，诚以外感之证皆忌五味，而兼痰嗽者尤忌之，以其酸敛之力甚大，能将外感之邪锢闭肺中，永成劳嗽，惟济之以干姜至辛之味，则无碍。诚以五行之理，辛能胜酸，《内经》有明文也。徐氏《神农本草经百种录》中论之甚详。而愚近时临证品验，则另有心得。盖五味之皮虽酸，其仁则含有辛味，以仁之辛济皮之酸，自不至因过酸生弊，是以愚治劳嗽，恒将五味捣碎入煎，少佐以射干、牛蒡诸药即能奏效，不必定佐以干姜也。"

（3）注意事项：①小青龙汤不可长期连用，久服伤阴动阳则生他变。故治咳喘时，当以小青龙汤救其急，苓桂之剂善其后，如酌选苓桂术甘汤、苓桂味甘汤、苓桂杏甘汤等。②小青龙汤有发越下焦阳气、拔肾气之弊，凡脉沉、微喘、气短不足以息的虚喘，皆不宜服。发越阳气的具体征象：面色如有热状，心慌心跳，喘促憋气，有时动血而鼻衄，甚者虚脱；老弱及婴幼之体，尤其是患有心肾疾病者，也应慎用本方，以防伤阴动阳之弊。

【类似方证鉴别】

（1）小青龙汤证与小青龙加石膏汤证：小青龙汤证是外寒内饮证，小青龙加石膏汤证是外寒内饮化热证，故而小青龙加石膏汤证是在小青龙汤证的基础上伴有心烦、口渴等热症。

（2）小青龙汤证与大青龙汤证：都可以见恶寒发热、身疼痛。小青龙汤证是外寒内饮证，大青龙汤证是外寒内热证，故而大青龙汤证还可见烦躁。二方组成也是表药同而里药异。

7. 饮邪在肾——温肾化水之真武汤

【原文】①太阳病发汗，汗出不解，其人仍发热，心下悸，头眩，身瞤动，振振欲擗地者，真武汤主之。（82）②少阴病，二三日不已，至四五日，腹痛，小便不利，四肢沉重疼痛，自下利者，此为有水气。其人或咳，或小便利，或下利，或呕者，真武汤主之。（316）

【组成】茯苓、芍药、生姜各三两（切），白术二两，附子一枚（炮，去皮，破八片）。

【参考剂量】茯苓9g，芍药9g，生姜3片，白术6g，炮附子

15g。

【功用】温肾化水，散寒止痛。

【主治】肾阳虚弱，水饮不化，水泛周身之证。水气上凌于心则心下悸；上犯于头则头眩；内侵于肠则腹痛下利；外泛肌表，侵溃筋脉则见四肢沉重疼痛，身瞤动，振振欲擗地；肾阳不足，气化无力，则小便不利。此证肾阳虚为本，水气泛滥为标，故治宜温肾扶阳，化气利水。

【方解】方中附子大辛大热，温肾阳，祛寒邪；茯苓、白术健脾利水，导水下行；生姜走而不守，芍药和里，与附子同用，能入阴破结，敛阴和阳。合为温阳利水，散寒止痛之剂。

【临证要点】

（1）辨证要点：该方证属阳虚水泛证，以心下悸、头眩、身瞤动、下肢浮肿或痛为辨证要点。主要症状为素来怕冷，以胸背部尤甚，常常自觉困倦感；小便不利，或者胸胁胀满、短气，或腹满或胃肠间水声辘辘，或心下痞满，或者头面、肢体浮肿；舌质淡，或舌体胖大，舌苔白滑，脉沉或者微细无力。胡希恕先生曾概括为"头晕心悸，下肢浮肿或痛，脉沉"。

（2）体质特征：精神萎靡，畏寒肢冷，或浮肿，或腹泻，或小便不利，或心悸震颤，或头晕欲倒等。舌胖大有齿痕，苔滑，脉沉无力。大多数患有大病重症者，重要脏器功能常有损害。

【类似方证鉴别】

（1）真武汤与附子汤：两方相比，药物只差一味。真武汤以附子与茯苓配伍，附子温阳，茯苓利水，组成温阳利水之剂；主治脾肾阳虚，水湿内停证。而附子汤则倍附子、白术，加人参，去生姜；虽仍以附子为君，但以白术为臣，两者配伍，附子温经助阳，白术燥湿健脾，组成祛寒湿之剂，主治寒湿所致的痹证。

（2）真武汤证与小青龙汤证：真武汤证乃表已解，有水气，中外皆寒虚也；小青龙汤证则为表不解，有水气，内外皆寒实也。

8. 饮留膀胱——温化水气之五苓散

【原文】①太阳病，发汗后，大汗出，胃中干，烦躁不得眠，欲得饮水者，少少与饮之，令胃气和则愈。若脉浮，小便不利，微热消渴者，五苓散主之。（71）②发汗已，脉浮数烦渴者，五苓散主之。（72）③伤寒，汗出而渴者，五苓散主之；不渴者，茯苓甘草汤主之。（73）④中风发热，六七日不解而烦，有表里证，渴欲饮水，水入则吐者，名曰水逆，五苓散主之。（74）⑤病在阳，应以汗解之，反以冷水潠之。若灌之，其热被劫不得去，弥更益烦，肉上粟起，意欲饮水，反不渴者，服文蛤散；若不差者，与五苓散。（141）⑥本以下之，故心下痞。与泻心汤，痞不解，其人渴而口燥烦，小便不利者，五苓散主之。（156）⑦太阳病，寸缓关浮尺弱，其人发热汗出，复恶寒，不呕，但心下痞者，此以医下之也。如不下者，病人不恶寒而渴者，此转属阳明也；小便数者，大便必鞕，不更衣十日，无所苦也。渴欲饮水，少少与之，但以法救之。渴者，宜五苓散。（244）⑧霍乱，头痛发热，身疼痛，热多欲饮水者，五苓散主之；寒多不用水者，理中丸主之。（386）⑨假令瘦人，脐下有悸，吐涎沫而癫眩，此水也，五苓散主之。(《金匮要略·痰饮咳嗽病脉证并治》)⑩脉浮，小便不利，微热消渴者，宜利小便发汗，五苓散主之。(《金匮要略·消渴小便不利淋病脉证并治》)⑪渴欲饮水，水入则吐者，名曰水逆，五苓散主之，方见上。(《金匮要略·消渴小便不利淋病脉证并治》)⑫黄疸病，茵陈五苓散主之。(《金匮要略·黄疸病脉证并治》)

【组成】猪苓十八铢（去皮），泽泻一两六铢，白术十八铢，茯苓十八铢，桂枝半两（去皮）。

【参考剂量】猪苓18g，泽泻30g，白术18g，茯苓18g，桂枝12g。

【功用】利水渗湿，温阳化气。

【主治】蓄水证。

【方解】太阳表邪不解，经病传腑而至膀胱，膀胱气化不利，水道不调，故小便不利；水停气滞，气不化津，津不上承，故口渴；蓄水重者，可见水入则吐之"水逆"；太阳表邪未解，故见脉浮、微热等表证。证属膀胱气化失司，水蓄下焦而表邪未解。治宜温阳化气行水，兼以解表。方用五苓散。方中五味药均有利水作用，均与水液代谢有直接关系。其中泽泻性寒泄热，甘淡渗湿；茯苓、猪苓渗湿利水；白术健脾利水；桂枝通阳利水。五药中泽泻、猪苓通利下焦，茯苓属中焦而向下行；白术、茯苓益气健脾；桂枝通阳化气，桂枝与白术相配则阳气升腾，属向上向外之趋向。五药相配，下焦通利，郁滞尽除；中焦健运，得以正常转枢；上焦得阳气蒸腾而通畅，可荡涤上下各部位的水道郁滞，此谓通调上下。临床运用表明，遵用原方比例效果会更佳，即泽泻、猪苓、茯苓、白术、桂枝比例为 5：3：3：3：2。从另一角度看，泽泻、猪苓、茯苓淡渗利水以通里；白术、桂枝益气通阳，由内而走表。桂枝可解肌疏表，振奋中焦，借温热水汽助其外达，使汗出则阳气宣通，内外调畅，此谓和解表里。

【临证要点】

（1）辨证要点：该方证属膀胱蓄水证，以消渴、小便不利、吐水、身有微热为辨证要点。主要症状为悸，眩，渴，烦，涎沫，小便不利，口渴，小便不利；舌淡苔白滑，脉沉弦。

（2）使用要点：黄煌教授认为，五苓散是一张调节人体水液分布异常的方剂。水液的异常分布，《伤寒论》的注家们称之为"蓄水证"。但"蓄水"时水液并非仅仅停留在下焦的膀胱，可以停留在人体的任何部位。蓄于下则小便不利；蓄于中则见"心下痞"和水入则吐的"水逆"；蓄于上则见"吐涎沫而癫眩"；蓄于表则有汗出；蓄于肠则有下利；蓄于肌肤则有水肿。至于西医学中青光眼的眼压增高，梅尼埃综合征的内耳迷路的积水，以及脑积水、肝腹水、胸水、心包积液等，都可以认为是"蓄水"的表现形式。只要出现口渴、小便不利、舌体胖大边见齿痕者，都可以考虑使用本方。

（3）疾病谱：常用于腹泻脱水、脂肪肝、水饮头痛、梅尼埃综合征、特发性水肿、心源性水肿、阴囊水肿、肾盂肾炎、体腔内积液（如肝硬化腹水、心包积液、脑积水、关节腔积液、胸腔积液、胃潴留、睾丸鞘膜积液、肾积水、结核性渗出性胸膜炎、羊水过多等）、尿崩症、小儿多饮症、眼科疾病（如急性青光眼、视神经乳头水肿、假性近视、夜盲症等）、皮肤病（如扁平疣、黄色瘤、荨麻疹、脂溢性皮炎脱发、多形性红斑、脓疱疮、水痘、带状疱疹、顽固性湿疹、手足的水疱性湿疹等）、内分泌疾病（如肥胖、脑垂体瘤）等属于水饮停蓄，膀胱气化不行者。

【类似方证鉴别】五苓散证与真武汤证：五苓散证是太阳水腑气化失常而水液停蓄，主症是口渴、小便不利、心烦等；真武汤证是少阴水脏阳衰气化无力而水邪泛滥，主症是眩晕甚至身体站立不稳、心悸、气短、身体困重、四肢沉重疼痛、膝盖以下清冷等。五苓散主要解决水液代谢的通路问题，如堵塞、分配不均等（水路）；真武汤主要解决水代谢的原动力（肾阳温化）问题（水泵）。

9. 饮留膀胱——滋阴清热利水之猪苓汤

【原文】①若脉浮发热，渴欲饮水，小便不利者，猪苓汤主之。（223）②阳明病，汗出多而渴者，不可与猪苓汤；以汗多胃中燥，猪苓汤复利其小便故也。（224）③少阴病，下利六七日，咳而呕渴，心烦不得眠者，猪苓汤主之。（319）④夫诸病在脏欲攻之，当随其所得而攻之，如渴者，与猪苓汤。余皆仿此。（《金匮要略·脏腑经络先后病脉证》）⑤脉浮，发热，渴欲饮水，小便不利者，猪苓汤主之。（《金匮要略·消渴小便不利淋病脉证并治》）

【组成】猪苓（去皮）、茯苓、泽泻、阿胶、滑石（碎）各一两。

【参考剂量】猪苓 10g，茯苓 10g，泽泻 10g，阿胶 10g（烊化），滑石 10g。

【功用】清热利水，育阴止血。

【主治】邪热伤阴，水热互结证。

【方解】猪苓、茯苓、泽泻淡渗利水，阿胶润燥滋阴，滑石能清热渗湿利窍。合起来清热泻火而不伤阳，利水渗湿而不伤阴。

【临证要点】

（1）辨证要点：该方证属阴虚湿热证，以小便不利，或淋痛尿血而渴欲饮水为辨证要点。主要症状为心烦不得眠，渴欲饮水，小便不利，发热，舌红苔滑，脉浮或浮数。

（2）疾病谱：常用于肾小球肾炎、肾盂肾炎、肾脏结核、肾病、肾结石、膀胱结石、膀胱炎、尿道炎、淋病、尿意频数、排尿痛、子宫出血、肠出血、咯血、血尿、小便不利、肠炎、直肠溃疡、下利、浮肿、痉挛、癫痫、失眠等属于热盛伤阴、水热互结于下焦者。

【类似方证鉴别】

（1）猪苓汤证与五苓散证：都可表现为小便不利、渴欲饮水。猪苓汤证属阴虚而水湿内停，必有尿频、尿涩痛、尿短赤之症；而五苓散证病兼表里，水湿较盛，以上冲、汗出、眩晕为特点。

（2）猪苓汤证与白虎加人参汤证：都可见发热、口渴思饮、小便不利。猪苓汤证属阴虚而水湿内停，必有尿频、尿涩痛、尿短赤之症；而白虎加人参汤证为热盛津伤，呈大热、大汗、脉象洪大，绝无水饮停蓄征象。

（3）猪苓汤证与黄连阿胶汤证：都可见心烦不得眠。猪苓汤证属阴虚而水湿内停，必有尿频、尿涩痛、尿短赤之症；黄连阿胶汤证为心肾不交，阴虚程度较甚，绝无水饮之症。

10. 饮停胸胁——攻逐水饮之十枣汤

【原文】①太阳中风，下利呕逆，表解者，乃可攻之。其人漐漐汗出，发作有时，头痛，心下痞鞕满，引胁下痛，干呕短气，汗出不恶寒者，此表解里未和也，十枣汤主之。（152）②病悬饮者，十枣汤主之。（《金匮要略·痰饮咳嗽病脉证并治》）③咳家，其脉弦，为有水，十枣汤主之，方见上。（《金匮要略·痰饮咳嗽病脉证并治》）④夫有支饮家，咳烦，胸中痛者，不卒死，至一百日或一岁，宜十枣汤，方见上。（《金匮要略·痰饮咳嗽病脉证并治》）

【组成】芫花、甘遂、大戟各等分，大枣肥者十枚。

【参考剂量】芫花 1g，甘遂 1g，大戟 1g，大枣 10 枚煎汤。芫花、甘遂、大戟研末，枣汤冲服。

【功用】攻逐水饮。

【主治】悬饮证，咳唾胸胁引痛，心下痞硬，干呕短气，头痛目眩，胸背掣痛不得息；一身悉肿，尤以身半以下肿甚，腹胀喘满，二便不利；舌苔滑，脉沉弦。

【方解】方用芫花为君，破饮逐水；甘遂、大戟为臣，助君药逐水；佐以大枣，益脾而胜水为使。经曰辛以散之者，芫花之辛，散其伏饮；苦以泄之者，以甘遂、大戟之苦，以泄其水；甘以缓之者，以大枣之甘，益脾而缓其中也。

【临证要点】

（1）辨证要点：该方证属悬饮证，以干呕短气、心下痞硬、引胁下痛为辨证要点。主要症状为胸胁支满，呼吸困难，咳嗽时胁下掣痛，有时头痛，心下痞硬，干呕，气短，汗出，不恶寒，脉沉弦。

（2）疾病谱：常用于胸水、四肢浮肿、肋间神经痛、湿性胸膜炎性疼痛、系统性红斑狼疮、尿毒症、肾病综合征、胃痛、胃酸等属于水饮停聚于胸胁脘腹者。

（3）使用注意：十枣汤中三药作用峻烈，临证需谨慎使用。牛凤景等的运用经验，是将醋制芫花、甘遂、大戟三味醋制后以药用中药粉碎机制成粉末，将粉末装入胃溶空心胶囊，每个胶囊装药 0.43g。大枣肉每次 40g，煎成糊状。清晨空腹温服之，先口服枣汤，隔 20 分钟，再用温开水送服胶囊。从小剂量开始，日 1 次，中病即止。体弱者服 2～6 粒，体强者服 3～8 粒。开始应选低剂量。据"得快下利后，糜粥自养"，即大便畅利，为有效剂量。一般服药 1 小时左右排稀水样便，持续约 2 小时，排大便达 2～4 次停止。若服最大剂量不下利，病重药轻，水饮未尽，依法隔日剂量递增再服，直至大便畅利为度。如泻下不止，可食用凉粟米粥止之。不良反应与剂量有关，大剂量易出现轻度不良反应，通常服药 30 分钟左右出现。开始感觉胃里灼热，腹痛肠鸣，恶心，呕吐，可按压内关穴约 10 分钟后消失。泻后继发口渴，心慌，汗出，温服粟米粥，约 30 分钟后缓解。如泻下不止，可凉服粟米粥止泻。

【类似方证鉴别】

（1）十枣汤证与小青龙汤证：两方都属水饮证。小青龙汤证较十枣汤证的水饮较轻，且兼有表寒。

（2）十枣汤证与真武汤证：两方都属水饮证。但真武汤证为阳虚水气不化，必有肢冷畏寒、水肿、小便不利等阳虚症状。

（3）十枣汤证与大陷胸汤证：两方都属水饮证。十枣汤证以宿水为主，虽胀满，然绝无压痛；而大陷胸汤证为水饮、热邪相结，病邪在胸膈脘腹，呈硬满而痛手不可近。

11. 饮在胸腹——泻热逐水之大陷胸汤

【原文】①太阳病，脉浮而动数，浮则为风，数则为热，动则为痛。数则为虚，头痛发热，微盗汗出，而反恶寒者，表未解也。医反下之，动数变迟，膈内拒痛，胃中空虚，客气动膈，短气躁烦，心中懊𢙁，阳气内陷，心下因鞕，则为结胸，大陷胸汤主之。若不结胸，但头汗出，余处无汗，剂颈而还，小便不利，身必发黄。（134）②伤寒六七日，结胸热实，脉沉而紧，心下痛，按之石鞕者，大陷胸汤主之。（135）③伤寒十余日，热结在里，复往来寒热者，与大柴胡汤；但结胸，无大热者，此为水结在胸胁也，但头微汗出者，大陷胸汤主之。（136）④太阳病，重发汗而复下之，不大便五六日，舌上燥而渴，日晡所小有潮热，从心下至少腹硬满，而痛不可近者，大陷胸汤主之。（137）

【组成】大黄六两（去皮），芒硝一升，甘遂一钱匕。

【参考剂量】大黄 10g，芒硝 10g，甘遂粉 1g。

【功用】泻热逐水，破结通关。

【主治】治邪热内陷与无形之水饮结于胸腹之结胸证，胸膈及心下疼痛，按之石硬，甚者从心下至少腹硬满疼痛，手不可近，大便秘结，舌苔黄腻，脉沉紧或沉滑者。

【方解】方中甘遂善攻逐水饮，泻热破结，为君药。大黄、芒硝荡涤肠胃，泻结泄热，润燥软坚，为臣佐之用。综观全方，泻热与逐水并施，使水热之邪从大便而去，且药简量大，力专效宏，为泻热逐水之峻剂。

【临证要点】

（1）辨证要点：该方证属大结胸证，以心下结硬、满痛拒按而烦躁为辨证要点。主要症状为胸胁下迫少腹满痛，手不可近，心下痛，按之石硬，大便秘结，舌苔黄腻，脉沉紧或沉滑者。

（2）疾病谱：常用于冲心型脚气、急性胃炎、十二指肠溃疡并发穿孔、弥漫性腹膜炎、肠梗阻、脑膜炎、水肿、痢疾、小儿龟背、急性肠梗阻、胰腺炎、肝硬化腹水、肾炎水肿等属于水热互结，病位在膈下，体格壮实者。

【类似方证鉴别】

（1）大陷胸汤证与小陷胸汤证：都属于结胸。大陷胸汤证水热结于胸腹，其势较盛，脘腹石硬拒按；而小陷胸汤证痰热结于心下，病邪较轻，心下按之始痛，不按则不痛。

（2）大陷胸汤证与大陷胸丸证：都属于结胸。大陷胸丸证比大陷胸汤证程度较轻，病势较缓，病位较高，症见胸膈胀痛拒压、喘息不得卧。

（3）大陷胸汤证与大承气汤证：都可见腹痛拒压，潮热便秘。大陷胸汤证痰热互结，痛在胸膈至少腹；而大承气汤证结滞在肠，痛在脐周。

张仲景论治眩晕特色经验

徐文兵在《字里藏医》一书中提道："'眩'是形声字，也是会意字，从目，玄声，玄是虚无、黑色的意思。眩的本意就是眼前发黑，视物不清。《仓颉篇》：'眩，视不明也。''晕'的本意是太阳、月亮周围的光环，后来泛指环绕运动、波动。作为自我感觉的症状而言，就是起伏不定、旋转，古人形容为如坐舟车之上。"因两者往往互相并见，故统称眩晕。

中医通常说的眩晕，大致是西医的真性眩晕，亦称"旋转性眩晕"，由前庭神经或内耳迷路病变所致。临床表现为头晕目眩，并感觉自身旋转，或周围景物旋转，伴恶心、呕吐、耳鸣耳聋、眼球震颤、头痛、共济失调等症。

在《伤寒论》和《金匮要略》中，张仲景称眩晕为"头眩""目眩"，或"冒眩"，或与其他证候并称之为"癫眩""眩悸"等。笔者通过反复阅读《伤寒论》《金匮要略》后，归纳张仲景论治眩晕特色经验如下。

一、首倡痰饮致眩

仲景认为痰饮是眩晕的重要发病原因，水湿痰饮等浊邪上泛，蒙蔽清窍则为眩，首倡痰饮是眩晕的重要致病因素。

如《伤寒论》第 67 条讲述了头眩的病机就是中气损伤，水饮上冲。而《金匮要略·痰饮咳嗽病脉证并治》说："心下有痰饮，胸胁支满，目眩，苓桂术甘汤主之。""心下有支饮，其人苦冒眩，泽泻汤主之。"这里主要阐释了"目眩""冒眩"的病机是痰饮上冒清阳。

这些为后世痰饮致眩晕的论述提供了理论基础。受到张仲景学术思想的影响，元代朱丹溪提出"无痰则不作眩"，《丹溪心法》说："头眩，痰夹气虚并火。治痰为主，夹补气药及降火药。无痰则不作眩，痰因火动。"

二、善用温药治眩

《金匮要略》创立了用温药治疗痰饮的大法："病痰饮者，当以温药和之。"至今仍具有重要的临床指导意义。

痰饮的形成与肺脾肾功能的失常有关，肺脾肾三脏阳衰饮聚，本虚标实，是痰饮的形成机制，对此要选用温补的药；针对阳不化气，则必须用辛温的药物以助阳化湿。痰饮的性质为阴邪，借助温药的作用，能够起到扶助阳气，振奋阳气的作用，可以使肺的通调能够下降，脾的转输得以上升，肾的蒸化开阖、气化功能恢复正常，水液代谢得到平衡。

三、重视三焦辨证

张仲景对于痰饮型眩晕，采用了三焦辨证的方法，即上焦辨肺、中焦辨脾、下焦辨肾。饮停上焦由肺失宣肃所致，饮停中焦由脾失运化所致，饮停下焦由肾失气化所致，三焦辨证定位基本涵盖了痰饮型眩晕的病因病机。三焦辨证源于《内经》，张仲景在《伤寒杂病论》中已有广泛应用，这也为清代吴鞠通创立温病的三焦辨证体系打下了良好的基础。

上焦，包括心、肺两脏以及头面部。其生理功能是宣发卫气，布散水谷精微和津液以营养滋润全身。上焦阳虚，肺气虚寒，清阳不升则眩，甘草干姜汤主之。

中焦，主要指脾与胃。中焦阳虚，则脾失健运，气不化水，聚湿而成痰饮，饮阻于中，清阳不升，则目眩头晕，苓桂术甘汤主之。

下焦，主要包括肾和膀胱等。下焦阳虚，水气不化，水邪上逆而眩，真武汤主之。

四、方证特征鲜明

《伤寒论》《金匮要略》言简意赅，条文简略，但方证特征鲜明。

1. 苓桂术甘汤证

直立性眩晕。"伤寒若吐，若下后，心下逆满，气上冲胸，起则头眩，脉沉紧，发汗则动经，身为振振摇者，茯苓桂枝白术甘草汤主之。"

2. 真武汤证

头重脚轻，容易摔跤，手脚抖动，多见于低血压病患者之眩晕。"太阳病发汗，汗出不解，其人仍发热，心下悸，头眩，身瞤动，振振欲擗地者，真武汤主之。"

3. 当归芍药散证

头重足冷，眩晕耳鸣，多见于妊娠中之眩晕、产后之眩晕。"妇人腹中诸疾痛，当归芍药散主之。当归芍药散方见前妊娠中。"

4. 泽泻汤证

常用于突然引起之剧烈眩晕，发作时如坐舟车之上，坐着躺着都天旋地转。"心下有支饮，其人苦冒眩，泽泻汤主之。"

5. 五苓散证

眩晕而口吐涎沫。"假令瘦人，脐下有悸，吐涎沫而癫眩，此水也，五苓散主之。"

6. 小柴胡汤证

头晕眼花伴有口苦咽干，多见于近视眼、飞蚊症、复视、角膜炎等病之眩晕。"产妇郁冒，其脉微弱，不能食，大便反坚，但头汗出，所以然者，血虚而厥，厥而必冒。冒家欲解，必大汗出。以血虚下厥，孤阳上出，故头汗出。所以产妇喜汗出者，亡阴血虚，阳气独盛，故当汗出，阴阳乃复。大便坚，呕不能食，小柴胡汤主之。"

7. 《金匮要略》泻心汤证

头晕眼花伴有火气上冲（如颜面潮红），多见于脑充血、高血压等病之眩晕。"心气不足，吐血，衄血，泻心汤主之。泻心汤方，亦治霍乱。"

8. 甘草干姜汤证

头晕伴口中泛漾。"肺痿吐涎沫而不咳者，其人不渴，必遗尿，小便数，所以然者，以上虚不能制下故也。此为肺中冷，必眩，多涎唾，甘草干姜汤以温之。若服汤已渴者，属消渴。"

9. 半夏厚朴汤证

眩晕而心悸亢进。"妇人咽中如有炙脔，半夏厚朴汤主之。"《千金》作胸满，心下坚，咽中贴贴，如有炙肉，吐之不出，吞之不下。

10. 柴胡加龙骨牡蛎汤证

容易兴奋而发眩晕。"伤寒八九日，下之，胸满烦惊，小便不利，谵语，一身尽重，不可转侧者，柴胡加龙骨牡蛎汤主之。"

11. 酸枣仁汤证

因睡眠不佳所致眩晕。"虚劳虚烦不得眠，酸枣汤主之。"

12. 桃核承气汤证

头痛而晕。"太阳病不解，热结膀胱，其人如狂，血自下，下者愈。其外不解者，尚未可攻，当先解其外；外解已，但少腹急结者，乃可攻之，宜桃核承气汤。"

仲景寒热并用方简析

寒与热，温与凉，药性截然相反。很多人无法理解，一方中同时有寒热两种不同性质的药物，为何其寒热之性没有中和趋于平性？李培旭先生在《〈伤寒论〉的寒热并用法》一文中就道出了其中的秘诀："若寒热各异的两种药物归经相同，作用部位一样，则在同一方中配伍会减其寒热之性。但若其归经不同，作用部位不一样，则不会减其寒热之性。"

《伤寒论》寒热并用方散见于六经各篇章，如大青龙汤、越婢汤、桂枝二越婢一汤、麻杏甘石汤、麻黄连轺赤小豆汤、附子泻心汤、柴胡桂枝干姜汤、乌梅丸、麻黄升麻汤、黄连汤、半夏泻心汤等。本文将围绕这些寒热并用经方的条文、组成及煎服法、名家论注选录、名家验案及本人临床运用心得等进行简要阐述，从中可领略经方治疗各种寒热错杂证之奥妙。

一、表里寒热并用

1. 大青龙汤

【原文】①太阳中风，脉浮紧，发热恶寒，身疼痛，不汗出而烦躁者，大青龙汤主之。若脉微弱，汗出恶风者，不可服之；服之则厥逆，筋惕肉瞤，此为逆也。（38）②伤寒脉浮缓，身不疼但重，乍有轻时，无少阴证者，大青龙汤发之。（39）③病溢饮者，当发其汗，大青龙汤主之，小青龙汤亦主之。（《金匮要略·痰饮咳嗽病脉证并治》）

【组成及用法】麻黄六两（去节），桂枝二两（去皮），甘草二两（炙），杏仁四十枚（去皮尖），生姜三两（切），大枣十枚（擘），石膏如鸡子大（碎）。上七味，以水九升，先煮麻黄，减二升，去上沫，内诸药，煮取三升，去滓。温服一升，取微似汗。汗出多者，温粉粉之。一服汗者，停后服。若复服，汗多亡阳遂虚，恶风烦躁，不得眠也。

【名家论注选录】柯韵伯：夫青龙以发汗名，其方分大小，在麻黄之多寡，而不在石膏，观小青龙之不用可知。石膏不能祛在表之风寒，独清中宫之燔灼，观白虎汤之多用可知。世不审石膏为治烦，竟以发汗用。《十剂》云："轻可去实。"岂以至坚至重之质而能散哉？汗多亡阳者，过在麻黄耳。用石膏以清胃火，是仲景于太阳经中，预保阳明之先着。加姜、枣以培中气，又虑夫转属太阴也。（《伤寒来苏集》）

【名家验案印证】

（1）江育仁医案

有一例患者，病已六日，仍头裹包巾，拥被怕风，面红耳赤，口干喜凉饮，声音略有嘶哑。自诉头痛如裂，心中烦热，遍身如被杖，转侧不利。近两天来大便溏泄，按其脉浮而数；察其舌，苔白上盖黄色，质尖红；咽部红肿；见其状，呼吸气促；摸其肌肤，灼手无汗，而下肢反觉不温。病者起病突然，属外感时病无疑。其突出的证情为头痛、骨楚、恶风、喜冷饮。属何证为主，当时颇费思索。考仲景有"身体疼烦，不能自转侧"与"恶风不欲去衣"的条文，似属"风湿相搏"证。但风湿方中均有桂枝、附子之大辛大热，与舌干、渴喜凉饮，药不符症。如从烦渴喜冷饮、呼吸气喘、肌肤灼热的里热实证着手，然苔无老黄，底白不厚，腹软不按痛，且大便溏泄，则热邪无入腑之症。虽有大渴，但尚恶风无汗，亦非阳明经的白虎汤证，因白虎汤有"其表不解，不可与"禁例。若以麻黄汤先解其表，再清其里，阅遍麻黄汤证却无渴饮提及。同时咽红声嘶，温热之症显而易见，如投辛温，则势同"抱薪救火"。又思表寒不解，里热已炽，咳而气喘，则麻杏甘石汤可谓对症矣。思考再三，拟用麻杏甘石汤。《伤寒论》中有两条明文，一为下后，一为汗后，即"汗出而喘，无大热"者，明确指出了该方的适应证在于表证已罢之时。此例患者麻杏甘石亦非对症之方，似用大青龙汤较为合拍。由于认识不清，识见浅陋，拿不定主意，重剂怕担风险，更怕肇事生变，乃以一般辛凉解表之稳妥轻剂与之。究因药不对症，病情有增无减，乃改延前辈老医，两剂药而痊愈。窥其方果然是大青龙汤。考大青龙条文所叙，十之八九为麻黄汤之脉证，所增者唯"烦躁"两字而已。原文中又有"不汗出而烦躁者"，说明烦躁的由来为不汗出。大青龙汤之所以获效，系解其表寒又清里热，有其证用其方。窃思该病之所以日益鸱张者，乃起病之初，未能及时投以麻黄汤。因寒邪郁表，病在太阳，应汗不汗，郁而生热。从当初之微热口渴，继则转为渴饮凉水；咽喉略痛，进为咽喉红肿、声音嘶哑。腠理闭塞，内生之热，更无外泄之门路。因此，炎肺则喘，下趋则便泄，种种见症，概括为"表寒里热"四字而已。事后羞愧倍至，自惭读其书而不究其义，临证慌张，无沉着审辨、胆大心细的果断精神，兼之心怀私念，岂医道之所能容忍！
（《名老中医之路（第二辑）》）

刘志龙按：虽然仅仅是"表寒里热"四个字，但是临床医生针对表寒里热病证的那种内心踌躇不决被江老描述的栩栩如生。同为表寒里热，但是寒热多少的不同比例，则决定了处方的具体方向与效果，因此把握寒热并用之方的主证尤为重要。

（2）宋道援医案

1929年春假，随族人同居由沪至屏风山。有雷某之子，年20岁，患病甚重。其父代诉："初因劳作往返，抵家热甚，遂用井水淋浴，拂晓即发寒热。年事方壮，不以为意，两天犹不退，虽经治仍日甚一日。"是时，其妻携扶出室，为之易衣，但病人云冷甚，坚拒去被，语声高亢，欲饮冷茶。又见患者虽委顿，但面色缘缘正赤，目光炯炯有神，唇局燥焦破裂有血迹。问："衄乎？"其妻答："齿鼻均有血，前天才开始，量并不多。"试令张口，腥热之气喷人，服间亦有血迹，舌质色红，苔灰白干燥。脉浮数，一息六至以上。按其胸腹，皮肤干燥，抚之热如炙，腹柔软，遍寻无痛处，脾可触及。小溲赤热，六天来大便共两次，色黄不黑。腹诊之顷，时时蜷缩，口亦为噤。问："曾出过汗否？"曰："病至今日，从未出汗，故乘热给药，希能出些汗把热退去，但吃药后只觉烦热难过，汗则丝毫没有。"余始以为大青龙汤证。然患者有衄之一症，是否血热？继思之：舌质不绛，神识不昏，未见斑疹，加以大渴喜冷饮，显然邪尚在气而未入血。既未入血，则致衄之由仍系《伤寒论》所谓"剧者必衄"者"阳气重"。乃书案云：热为寒困，欲透未由，愈郁愈炽，阳气重故衄。大渴引饮喜冷，神清舌不绛，未涉营血分，犹可辛温透汗。盖表之严寒不解，里之炽热不除也。然气热已经弥漫，焦头烂额堪虞，势非略参辛凉不可。大青龙汤主之：麻黄六钱，桂枝二钱，生石膏八钱，杏仁五钱，甘草二钱。一剂。

　　书毕，觉病情虽延一周，但正年壮，病机与方药无间，其效可必。乃嘱其父曰："服后能得汗，则热亦可随之而退。"此时舟人催行，遂匆匆告别。不日束装返沪，亦未及过问其后果。

　　抵校，将所录脉案就教于陆师渊雷，讵料陆师阅后谓："病因大青龙汤证，但所用者，究系何方？从药量比例，或可云仿之大青龙，但所列药物则非，称之为麻杏甘石加桂枝，亦可称之为麻黄汤加石膏，诚非驴非马汤。"余谓："姜枣在本方非属必要，故舍而未用。"师对此语，大不为然，曰："仲景方不特药量之比严谨之至，即一药之取舍，效若天渊，《伤寒论》中此类例证，不胜枚举。"当时虽唯唯，然内心实不折服。遂又质之章师次公，并告以己意。章先生云："陆君之言诚然！余所欲知者，乃药后以何方继？"对曰："未也。"章师曰："对如此重病，投如此峻剂，而不预谋善后，安危难卜，非万全策。"陆闻此教，顿觉冷水灌顶，虽欲亟知其果而不能。

暑假再返，遂偕造雷家。其父云："服药一煎，不久即出汗很多，怕冷怕热，口渴难过，病好了一大半。深夜服二煎，但汗不如白天之多，不过热未退清。家人以药虽贱却验，又赎一剂。服后，汗较昨天更多，且一直不止，热虽退清，但怕冷更甚；继而四肢亦冷，浑身如冰，四肢抽筋，依次神识昏迷，话也不能说，如此一昼夜，延至深夜而亡。"含泪唏嘘，惨不忍闻，余虽心为之碎，实无言可慰。

想此病之方，蒙章陆两师鉴定，再征以第一煎服后的表现，大青龙本系的对之方，可予肯定。但方证的对，而仍不免于死，非方药所杀，实用方者杀之也：病重如斯，方峻如斯，安危难卜，而余未亲自观察，一书了之。麻黄能使人汗，多汗亡阳，今量达六钱，并伴桂枝，能不防其大汗乎？况《伤寒论》汤后服法下，明明有"若复服汗出亡阳"之戒。而余视此文若不见，未预告汗后再服之害，致使汗后一服再服，大汗亡阳而毙。况本方即不再服，药重如此，也大有亡阳可能，故当预告服后诸情及抢救方药。当时若预

拟四逆辈授之，以备不虞，则即肢冷脉绝也或可有救。而余计不出此，铸成大错，实由我之蒙昧所致矣。（《疑难奇症案汇》）

刘志龙按：黄煌教授在《张仲景 50 味药证》中提道："麻黄配石膏能调节发汗的强弱。越婢汤中麻黄、石膏的比例为 6：8，石膏用量大于麻黄，则不发汗而退肿。大青龙汤中麻黄与石膏的比例为 6：4，麻黄用量大于石膏，则重在发汗。"用量的比例不同，则寒热之功效有天壤之别。

2. 越婢汤

【原文】风水恶风，一身悉肿，脉浮不渴，续自汗出，无大热，越婢汤主之。（《金匮要略·水气病脉证并治》）

【组成及用法】麻黄六两，石膏半斤，生姜三两，大枣十五枚，甘草二两。上五味，以水六升，先煮麻黄，去上沫，内诸药，煮取三升，分温三服。恶风者加附子一枚，炮。风水加术四两。（《古今录验》）

【名家论注选录】徐忠可：前证身重则湿多，此独一身悉肿，则风多气强矣。风为阳邪，脉浮为热，又汗非骤出，续自汗出，若有气蒸之者然，又外无大热，则外表少而内热多，故以越婢汤主之。麻黄发其阳，石膏清其热，甘草和其中，姜、枣以通荣卫而宣阳气也。此方剂独重，盖比前风多气多，则热多，且属急风，故欲一剂铲之。若恶寒，知内虚，故加附子；《古今录验》加术，并祛湿矣。（《金匮要略三家注》）

【名家验案印证】胡希恕医案：佟某，男，63 岁。初诊日期 1965 年 7 月 6 日。因慢性肾炎住某医院，治疗 3 个月效果不佳，尿蛋白波动在（＋）～（＋＋＋），无奈要求服中药治疗。近症：四肢及颜面皆肿，皮肤灰黑，腹大脐平，纳差，小便量少，汗出不恶寒，舌苔白腻，脉沉细。此属水饮内停，外邪郁表，郁久化热，与越婢汤方。

麻黄 12g，生姜 10g，大枣 4 枚，炙甘草 6g，生石膏 45g。

结果：上药服 1 剂，小便即增多，喜进饮食；继服 20 余剂，浮肿、腹水消，尿蛋白（－），病愈出院。（《经方传真》）

3. 桂枝二越婢一汤

【原文】太阳病，发热恶寒，热多寒少，脉微弱者，此无阳也，不可发汗，宜桂枝二越婢一汤。（27）

【组成及用法】桂枝（去皮），芍药、麻黄、甘草（炙）各十八铢，大枣四枚（擘），生姜一两二铢（切），石膏二十四铢（碎，绵裹）。上七味，以水五升，煮麻黄一二沸，去上沫，内诸药，煮取二升，去滓。温服一升。本云，当裁为越婢汤、桂枝汤合之，饮一升。今合为一方，桂枝汤二分，越婢汤一分。

【名家论注选录】尤在泾：按桂枝麻黄各半汤、桂枝二麻黄一汤、桂枝二越婢一汤三方，并两方合用，乃古之所谓复方也。细审其制，桂枝麻黄各半汤，助正之力，侔于散邪；桂枝二麻黄一汤，则助正之力多，而散邪之力少，于法为较和矣；其桂枝二越婢一汤，本无热证而加石膏者，以其人无阳，津液不足，不胜桂枝之任，故加甘寒于内，少变辛温之性，且滋津液之用，而其方制之小，示微发于不发之中，则三方如一方也。故桂枝汤不特发散邪气，亦能补助正气，以其方甘酸辛合用，具生阳化阴之妙。与麻黄合剂，则能尽麻黄之力，而并去其悍；与石膏同用，则能资石膏之益，而不挠乎权。是虽麻、石并行，而实以桂枝为主，盖非滋养营卫，则无以为发汗散邪之地耳。凡正气不足，邪气亦微，而仍须得汗而解者，宜于此三方取则焉。后人不能尽桂枝之用，而求之人参、归、地之属，立意则同，而用药悬殊矣。(《伤寒贯珠集》)

【名家验案印证】刘渡舟医案：刘某，女，10岁。深秋感受寒凉之气，发热恶寒，每日发作好几次，拖延数月未愈。脉浮无力，舌质红，苔薄白。饮食及大小便基本正常，此乃风寒郁表，日久不解，寒将化热之轻证。治用桂枝二越婢一汤：麻黄 3g，桂枝 5g，白芍 5g，生姜 3g，大枣 4 枚，生石膏 6g，炙甘草 3g，玉竹 3g。

共服 2 剂，得微汗出而解。(《新编伤寒论类方》)

4. 麻黄杏仁甘草石膏汤

【原文】①发汗后，不可更行桂枝汤，汗出而喘，无大热者，可与麻黄杏仁甘草石膏汤。(63) ②下后不可更行桂枝汤，若汗出而喘，无大热者，可与麻黄杏子甘草石膏汤。(162) ③水之为病，其脉沉小，属少阴；浮者为风；无水虚胀者，为气。水，发其汗即已。脉沉者，宜麻黄附子汤；浮者，宜杏子汤。杏子汤方未见，恐是麻黄杏仁甘草石膏汤。(《金匮要略·水气病脉证并治》)

【组成及用法】麻黄四两，杏仁五十个（去皮尖），甘草二两（炙），石膏半斤（碎，绵裹）。上四味，以水七升，先煮麻黄，减二升，去白沫，内诸药，煮取三升，去滓。温服一升。

【名家论注选录】尤在泾：发汗后，汗出而喘，无大热者，其邪不在肌腠，而入肺中，缘邪气外闭之时，肺中已自蕴热，发汗之后，其邪不从汗而出之表者，必从内而并于肺耳。故以麻黄、杏仁之辛而入肺者，利肺气，散邪气；甘草之甘平，石膏之甘辛而寒者，益肺气，除热气，而桂枝不可更行矣。盖肺中之邪非麻黄、杏仁不能发，而寒郁之热非石膏不能除，甘草不特救肺气之困，抑以缓石膏之悍也。(《伤寒贯珠集》)

【名家验案印证】俞长荣医案：1955年冬至次年春，某地附近几个乡肺炎流行颇剧。我应用麻杏甘石汤为主方治愈不少患者。有邱某者，患肺炎，高热不退，咳嗽频剧，呼吸喘促，胸膈疼痛，痰中夹有浅褐色血液，间有谵妄如见鬼状，请我及某医师会诊。患者体温40℃，脉象洪大。我拟给与麻杏甘石汤，某医师不大同意。他认为痰中夹血，难胜麻黄辛散，主张注射青霉素兼进白虎汤。我说，此证注射青霉素固未尝不可，但用之少量无效，大量则病家负担不起（时在20世纪50年代中期）。至于用白虎汤似嫌太早，因白虎汤清热见长，而平喘止咳之功则不若麻杏甘石汤。此证高热喘促，是热邪迫肺；痰中夹血，血色带褐，胸膈疼痛，均系内热壅肺气闭塞之故。正宜麻黄、杏仁宣肺气、疏肺邪，石膏清里热，甘草和中缓急。经过商讨，遂决定用本方。

石膏72g，麻黄9g，杏仁9g，甘草6g。水煎，分3次服，每隔1小时服1次。

服1剂后，症状减去十之七八。后分别用蒌贝温胆汤（瓜蒌实、川贝母、茯苓、法半夏、稻香陈、枳实、竹茹、甘草）、生脉散合泻白散（潞党参、麦冬、五味子、地骨皮、桑白皮、生甘草）2剂，恢复健康。(《伤寒论汇要分析》)

二、上下寒热并用

上下是相对的概念，可从三焦来喻，上焦和下焦自然是上和下的关系。如上焦与中焦比，上焦为上，中焦为下；但如中焦和下焦比，则中焦为上，下焦为下。

1. 附子泻心汤

【原文】心下痞，而复恶寒汗出者，附子泻心汤主之。（115）

【组成及用法】大黄二两，黄连一两，黄芩一两，附子一枚（炮，去皮，破，别煮取汁）。上四味，切三味，以麻沸汤二升渍之，须臾绞去滓，内附子汁。分温再服。

【名家论注选录】尤在泾：此即上条而引其说，谓心下痞，按之濡，关脉浮者，当与大黄黄连泻心汤，泄心下之虚热。若其人复恶寒而汗出，证兼阳虚不足者，又须加附子以复表阳之气。乃寒热并用，邪正兼治之法也。按：此证邪热有余而正阳不足，设治邪而遗正，则恶寒益甚；或补阳而遗热，则痞满愈增。此方寒热补泻，并投互治，诚不得已之苦心。然使无法以制之，鲜不混而无功矣。方以麻沸汤渍寒药，别煮附子取汁，合和与服，则寒热异其气，生熟异其性，药虽同行而功则各奏，乃先圣之妙用也。（《伤寒贯珠集》）

【名家验案印证】刘渡舟医案：韩某，男，28岁。患背热如焚，上身多汗，齿衄，烦躁不安。但自小腹以下发凉，如浴水中，阴缩囊抽，大便溏薄，尿急尿频、每周梦遗2～3次。在当地易数医治疗无效，专程来京请余诊治。视其舌质偏红，舌苔根部白腻，切其脉滑而缓。此上热下寒之证，治当清上温下。然观病人所服之方，率皆补肾固涩之品，故难取效。处与附子泻心汤。

黄芩 6g，黄连 6g，大黄 3g（沸水浸泡 10 分钟去渣），炮附子12g（文火煎 40 分钟，然后兑"三黄"药汤，加温后合服）。

服 3 剂，大便即已成形，背热减轻，汗出止，小腹转暖，阴囊上抽消失。又续服 3 剂而病愈。（《刘渡舟临证验案精选》）

2. 柴胡桂枝干姜汤

【原文】①伤寒五六日，已发汗，而复下之，胸胁满，微结，小便不利，渴而不呕，但头汗出，往来寒热，心烦者，此为未解也，属柴胡桂枝干姜汤。（147）②柴胡姜桂汤治疟寒多微有热，或但寒不热，服一剂如神。（《金匮要略·疟病脉证并治》）

【组成及用法】柴胡半斤，桂枝三两（去皮），干姜二两，栝楼根四两，黄芩三两，牡蛎二两（熬），甘草二两（炙）。上七味，以水一斗二升，煮取六升，去滓，再煎取三升。温服一升，日三服，初服微烦，复服汗出便愈。

【名家论注选录】成无己：汗下后，而柴胡证仍在者，仍用柴胡汤加减。此因增微结一证，故变其方名耳。此微结与阳微结不同，阳微结对纯阴结而言，是指大便硬，病在胃；此微结对大结胸而言，是指心下痞，其病在胸胁，与心下痞硬、心下支结同义。（《伤寒来苏集》）

【名家验案印证】刘志龙医案：葛某，女，63 岁。2014 年 4 月4 日就诊。左边身体发麻两周余，经拍片提示腔隙性脑梗死。舌暗红，苔薄黄，脉弦。有高血脂、高血压、糖尿病、心脏病史。

柴胡 15g，干姜 10g，黄芩 12，炙甘草 5g，生牡蛎 30g（先煎），天花粉 15g，赤芍 15g，川芎 15g，地龙 10g，桃仁 10g，红花 10g，肉桂 10g，鸡血藤 30g，全蝎 10g，7 剂。

2014 年 4 月 11 日复诊：一切如前，无不适。原方加养血药何首乌 20g，白芍 20g，再进 7 剂。

2014 年 4 月 25 日三诊：用药后发麻已经痊愈，原方稍微调整。

柴胡 15g，干姜 10g，黄芩 10g，炙甘草 5g，生牡蛎 10g（先煎），天花粉 15g，川芎 15g，地龙 10g，红花 10g，肉桂 6g，鸡血藤 20g，全蝎 10g，何首乌 20g。(《100 首经方方证要点》)

3. 乌梅丸

【原文】①伤寒脉微而厥，至七八日肤冷，其人躁，无暂安时者，此为脏厥，非蛔厥也。蛔厥者，其人当吐蛔，令病者静，而复时烦者，此为脏寒。蛔上入其膈，故烦，须臾复止，得食而呕，又烦者，蛔闻食臭出，其人常自吐蛔。蛔厥者，乌梅丸主之。又主久利。②蛔厥者，当吐蛔，今病者静而复时烦，此为脏寒。蛔上入膈，故烦，须臾复止，得食而呕；又烦者，蛔闻食臭出，其人常自吐蛔。蛔厥者，乌梅丸主之。(《金匮要略·趺蹶手指臂肿转筋阴狐疝蛔虫病脉证治》)

【组成及用法】乌梅三百枚，细辛六两，干姜十两，黄连十六两，当归四两，附子六两（炮，去皮），蜀椒四两（出汗），桂枝六两（去皮），人参六两，黄柏六两。上十味，异捣筛，合治之，以苦酒渍乌梅一宿，去核，蒸之五斗米下，饭熟捣成泥，和药令相得，内臼中，与蜜杵二千下，丸如梧桐子大。先食饮服十丸，日三服，稍加至二十丸。禁生冷、滑物、臭食等。

【名家论注选录】柯韵伯：伤寒脉微厥冷烦躁者，在六七日，急灸厥阴以救之。此至七八日而肤冷，不烦而躁，是纯阴无阳，因脏寒而厥，不治之症矣。然蛔厥之症，亦有脉微肤冷者，是内热而外寒，勿遽认为脏厥而不治也。其显症在吐蛔，而细辨在烦躁。脏寒则躁而为烦，内热则烦而不躁。其人静而时烦，与躁而无暂安者迥殊矣。此与气上撞心，心中疼热，饥不能食，食即吐蛔者，互文以见意也。夫蛔者，虫也，因所食生冷之物与胃中湿热之气相结而成。今风木为患，相火上攻，故不下行谷道而上出咽喉，故用药亦寒热相须也。此是胸中烦而吐蛔，不是胃中寒而吐蛔，故可用连、柏。要知连、柏是寒因热用，不特苦以安蛔，看厥阴诸证，与本方相符，下之利不止，与"又主久利"句合，则乌梅丸为厥阴主方，非只为蛔厥之剂矣。(《伤寒来苏集》)

【名家验案印证】蒲辅周医案：白某，男，42 岁。上腹疼痛，反复发作，犯病时多在深夜，疼痛极甚，辗转不安，默默不语，呻吟不停，伴有恶心。每次犯病 1 ～ 2 日不能食，起病已 7 ～ 8 年之久。现发病逐渐频繁，每月发 3 ～ 4 次，曾多次经北京几个医院检查胃肠、肝胆、胰等皆无异常，诊为肠神经官能症，屡治罔效。观其形体消瘦，神郁不乐；询其脘腹喜热，四肢欠温；望其舌质偏暗，苔灰微腻，脉沉细弦。先投四逆散合失笑散未效。思其病久有寒热虚实错杂之势，乃改投乌梅汤。

乌梅 9g，花椒 4.5g，马尾连 9g，干姜 6g，细辛 4.5g，黄柏

6g，党参 9g，当归 6g，肉桂 4.5g，制附片 6g。

药进 1 剂，疼痛遂止，亦能进食，连服 10 剂而愈。1 年后随访，未再犯病。(《名方与临床》)

4. 麻黄升麻汤

【原文】伤寒六七日，大下后，寸脉沉而迟，手足厥逆，下部脉不至，喉咽不利，唾脓血，泄利不止者，为难治，麻黄升麻汤主之。(357)

【组成及用法】麻黄二两半(去节)，升麻一两一分，当归一两一分，知母十八铢，黄芩十八铢，葳蕤十八铢(一作菖蒲)，芍药六铢，天门冬六铢(去心)，桂枝六铢(去皮)，茯苓六铢，甘草六铢(炙)，石膏六铢(碎，绵裹)，白术六铢，干姜六铢。上十四味，以水一斗，先煮麻黄一两沸，去上沫，内诸药，煮取三升，去滓。分温三服，相去如炊三斗米顷令尽，汗出愈。

【名家论注选录】下寒上热若无表证，当以黄连汤为法。今有表证，故复立此方，以示随证消息之治也。升麻、葳蕤、黄芩、石膏、知母、天冬乃升举走上清热之品，用以避下寒，且以滋上也；麻黄、桂枝、干姜、当归、白芍、白术、茯苓、甘草乃辛甘走外温散之品，用以远上热，且以和内也。分温三服令尽，汗出愈，其意在缓而正不伤，彻邪而尽除也。脉虽寸脉沉迟、尺脉不至，症虽手足厥逆、下利不止，究之原非纯阴寒邪，故兼咽喉痛、唾脓血之症，是寒热混淆、阴阳错杂之病，皆因大下夺中所变。故仲景用此汤，以祛邪为主，邪去而正自安也。(《医宗金鉴》)

【名家验案印证】刘志龙医案：柯某，女，46 岁。2014 年 4 月

22 日就诊。

反复咽喉糜烂，咽痛，头晕，偶有咳嗽，少痰，夜寐不安，无怕热、口干口苦、便秘等不适，大小便正常。舌红苔黄腻，脉涩。有右肺低分化腺癌并右侧胸膜转移病史。

分析：患者咽喉糜烂、咽痛，夜寐不安，而无怕热、口干口苦、便秘等实热证表现，考虑邪陷阳郁，郁热上攻，灼伤津液，致咽喉不利、糜烂疼痛；邪热伤肺致干咳少痰；郁热内扰而夜寐不安；阳气不达而见脉涩。拟麻黄升麻汤治疗。

处方：麻黄 5g，升麻 5g，当归 10g，知母 15g，黄芩 20g，玉竹 10g，白芍 10g，天冬 10g，茯苓 10g，炙甘草 10g，石膏 20g，白术 10g，干姜 10g，黄连 5g，肉桂 6g，桔梗 10g。7 剂，水煎分两次服。

2014 年 4 月 29 日复诊：患者诉服上方 3 剂后，咽喉糜烂、咽痛症状消失，夜寐改善，效果显著。

按：《伤寒论》："伤寒六七日，大下后，寸脉沉而迟，手足厥逆，下部脉不至，咽喉不利，唾脓血，泄利不止者，为难治。麻黄升麻汤主之。"方中升散、寒润、收缓、渗泄具备，使阳气下行，阴气上升，阴阳调和，适用于寒闭热郁、上热下寒证。患者虽非伤寒误下所致，然考虑病机，存在寒闭热郁，郁热上攻，灼伤津液，致咽喉糜烂、咽痛。方用麻黄、石膏、甘草以疏表，发越郁阳；桂枝、白芍以调和营卫；升麻性味辛寒，功能升阳，清热解毒；天冬、知母、黄芩清上焦热；白术、干姜、茯苓以补脾温中；玉竹、当归滋阴养血，并可防发越之弊。加减方面：加黄连帮助清热，肉桂引火下行；加桔梗拟桔梗甘草汤之意，利咽排脓、止咳。

5. 黄连汤

【原文】伤寒胸中有热，胃中有邪气，腹中痛，欲呕吐者，黄连汤主之。（173）

【组成及用法】黄连三两，甘草三两（炙），干姜三两，桂枝三两（去皮），人参二两，半夏半升（洗），大枣十二枚（擘）。上七味，以水一斗，煮取六升，去滓。温服，昼三夜二。

【名家论注选录】许宏：湿家下后，舌上加苔者，以丹田有热，胸中有寒，是邪气入里，而为上热下寒也。此伤寒邪气传里，而为上热下寒也。胃中有邪气，使阴阳不交，阴不得升为下寒，故腹中痛。阳不得降为上热，故欲呕吐也。故与半夏泻心汤中加桂枝，升降阴阳之气也。为下痛，故去黄芩。经曰：上热者泄之以苦，下寒者散之以辛，故用黄连为君，以治上热；干姜桂枝半夏以散下寒为臣。人参大枣甘草之甘，以益胃而缓其中也。（《金镜内台方议》）

【名家验案印证】刘渡舟医案：林某，男，52岁。1994年4月18日就诊。患腹痛下利数年，某医院诊为"慢性非特异性溃疡性结肠炎"。迭用抗生素及中药治疗，收效不显。刻下：腹中冷痛，下利日数行，带少许黏液。两胁疼痛，口渴，欲呕吐。舌边尖红，苔白腻，脉沉弦。辨为上热下寒证。治以清上温下，升降阴阳。为疏加味黄连汤：黄连10g，桂枝10g，半夏15g，干姜10g，党参12g，炙甘草10g，大枣12枚，柴胡10g。

服药 7 剂，腹痛、下利、呕吐明显减轻，但仍口苦、口渴、胁痛。又用柴胡桂枝干姜汤清胆热、温脾寒，服 7 剂而病愈。(《刘渡舟临证验案精选》)

6. 半夏泻心汤

【原文】①伤寒五六日，呕而发热者，柴胡汤证具，而以他药下之，柴胡证仍在者，复与柴胡汤。此虽已下之，不为逆，必蒸蒸而振，却发热汗出而解。若心下满而鞕痛者，此为结胸也，大陷胸汤主之。但满而不痛者，此为痞，柴胡不中与之，宜半夏泻心汤。(149)②呕而肠鸣，心下痞者，半夏泻心汤主之。(《金匮要略·呕吐哕下利病脉证治》)

【组成及用法】半夏半升(洗)，黄芩、干姜、人参、甘草(炙)各三两，黄连一两，大枣十二枚(擘)。上七味，以水一斗，煮取六升，去滓，再煎取三升，温服一升，日三服。须大陷胸汤者，方用前第二法。一方用半夏一升。

【名家论注选录】柯韵伯：泻心汤即小柴胡去柴胡加黄连干姜汤也。三方分治三阳，在太阳用生姜泻心汤，以未经误下而心下痞硬，虽汗出表解，水犹未散，故君生姜以散之，仍不离太阳为开之义；在阳明用甘草泻心汤者，以两番误下，胃中空虚，其痞益甚，故倍甘草以建中而缓客气之上逆，仍是从乎中治之法也；在少阳用半夏泻心者，以误下而成痞，邪既不在表，则柴胡汤不中与之，又未全入里，则黄芩汤亦不中与之矣。胸胁苦满与心下痞满，皆半表里症也。于伤寒五六日，未经下而胸胁苦满者，则柴胡汤解之。伤寒五六日，误下后，心下满而胸胁不满者，则去柴胡、生姜，加黄连、干姜以和之。此又治少阳半表里之一法也。然倍半夏而去生姜，稍变柴胡半表之治，推重少阳半里之意耳。君火以明，相火以位，故仍名曰泻心，亦以佐柴胡之所不及。(《伤寒来苏集》)

【名家验案印证】刘志龙医案：黄某，男，31 岁。2016 年 6 月 10 日复诊。

主诉：近 10 年，每逢天气变化则出现失眠、遗精、排便不畅、腹胀等症。近几日，外感后出现胃胀、胃脘部烧灼感，乏力，口干口苦，夜寐易醒。小便正常，大便不成形。舌红苔黄腻，脉沉弦尺涩。既往无其他重要病史可载。无药物以及食物过敏史。此患者胃胀乃因肝胃不和所致，治当疏肝和胃、止痛安神为主，方用小柴胡加龙骨牡蛎汤化裁。

北柴胡 15g，法半夏 15g，黄芩 10g，大红枣 20g，生姜片 3g，潞党参 15g，炙甘草 5g，生龙骨 30g，生牡蛎 30g，酸枣仁 30g。7 剂，每日 1 剂，水煎服，分两次温服。

医嘱：注意劳逸结合，饮食宜清淡，忌肥腻、辛辣、醇酒之品，节房事，畅情志。

2016 年 7 月 12 日三诊：前药服后，诸症大减，舌淡红，苔黄白，脉涩。守方加浙贝母 15g，枳实 10g，再进 7 剂。

按：一诊时用半夏泻心汤化裁，用后虽然胃胀略减，但余症依旧，因而二诊改用小柴胡加龙骨牡蛎汤化裁而获得良好效果。《伤寒论》第 149 条："伤寒五六日，呕而发热者，柴胡汤证具，而以他药下之，柴胡证仍在者，复与柴胡汤。此虽已下之，不为逆，必蒸蒸而振，却发热汗出而解。若心下满而鞕痛者，此为结胸也，大陷胸汤主之。但满而不痛者，此为痞，柴胡不中与之，宜半夏泻心汤。"可知小柴胡汤和半夏泻心汤的病位相近，而且病证亦非常相似，原文为"但满而不痛者，此为痞，柴胡不中与之，宜半夏泻心汤"，活用其原文，则变为"但满而不痛者，此为痞，半夏泻心汤不中与之，宜小柴胡汤"。

妇科良方——桂枝汤

一、概述

【原文】①师曰：妇人得平脉，阴脉小弱，其人渴，不能食，无寒热，名妊娠，桂枝汤主之。方见下利中。于法六十日当有此证，设有医治逆者，却一月，加吐下者，则绝之。(《金匮要略·妇人妊娠病脉证并治》)②产后风，续之数十日不解，头微痛，恶寒，时时有热，心下闷，干呕汗出。虽久，阳旦证续在耳，可与阳旦汤。即桂枝汤方，见下利中。(《金匮要略·妇人产后病脉证治》)

【组成】桂枝三两（去皮），白芍三两，甘草二两（炙），生姜三两（切），大枣十二枚（擘）。

【方解】桂枝配甘草，辛甘以化阴；白芍配甘草，酸甘以化阴；再增生姜、红枣建中焦之药，具有开胃健脾、增进食欲的作用。且生姜味辛性温，能散寒解表、温中止吐，被历代医家誉之为"呕家圣药"，正合妊娠呕恶之症。故诸药合用，可使阴平阳秘，开胃进食，降逆止呕。

【功效】调和阴阳，平冲降逆。

【主治】妊娠恶阻证。

【体质特征】体形消瘦，肌肉不发达。皮肤湿润比较细腻，少光泽。腹壁薄而无力，但按之表皮较硬，腹直肌紧张。舌质淡红或暗淡，舌体较柔软，舌面湿润，舌苔薄白。脉象以虚缓为多见。容易出冷汗，汗后不舒服；容易有悸动感；容易头昏晕厥；体力低下，容易疲劳，耐力差；容易腹痛，并呈阵发性；容易失眠、多梦；对寒冷、疼痛敏感。易患心功能不全、低血压、血管病、消化系统疾病、营养不良等疾病。

二、方证要点

1. 辨证要点

妊娠恶阻证以怀孕后恶心呕吐，脉象平和，唯尺脉稍见小弱为辨证要点。主要症状为神疲思睡，恶心厌食，呕吐痰涎或清涎，舌苔薄白，脉象细滑特别是尺脉稍见小弱。若妊娠恶阻病延日久，阴津耗伤，出现心烦渴呕，或呕吐酸水或苦水者，一般不宜使用。

2. 疾病谱

在妇科方面，桂枝汤常用于更年期综合征、寒滞痛经、经行后期、经行头痛、经行身痒、妊娠期荨麻疹、妊娠恶阻、妊娠水肿、妊娠咳嗽、妊娠癃闭、妊娠低热、滑胎、早期先兆流产、产后发热、产后自汗、产后身痛、乳汁自出等属阴阳失调，营卫不和者。

3.临证加减

①虚寒甚，合用理中汤；②气血亏虚，合用当归补血汤；③气阴两虚，合用生脉饮；④痰中阻，合用小半夏加茯苓汤；⑤肝胃不和，加枳壳、陈皮、香附等；⑥恶寒，重用桂枝、生姜等；⑦厌食纳差，加焦三仙等；⑧有热象，加用竹茹、黄芩等。

三、临床报道

1. 妊娠恶阻

吴雪华运用桂枝汤原方治疗妊娠恶阻 55 例，尿 HCG 阳性，经临床确诊为"早孕反应"，而以恶心呕吐或食入即吐症状为主者。若恶寒者，则重用桂枝、生姜；气虚者，加西洋参。结果：临床治愈 50 例（其中服药 3～12 剂者 47 例），占 90.5%；有效 5 例，占 9.5%。

2. 早期先兆流产

安秀云运用桂枝汤加黄芪、菟丝子、桑寄生、艾叶、淫羊藿治疗早期先兆流产 60 例。结果：治愈 52 例，好转 6 例，未愈 2 例，治愈率 86.7%。

四、验案举例

1. 妊娠恶阻案

陈某，女，27 岁，省外贸仓库工人。初诊日期 1966 年 5 月 24 日。患者停经 56 天，近日来恶心、呕吐而渴，厌食，头晕、头昏，倦怠嗜卧，舌正常，脉滑、两尺微弱。尿妊娠试验阳性。拟为气血不调之妊娠恶阻。治法：调气血，和阴阳。桂枝汤加味。

桂枝 5g，白芍 9g，甘草 3g，生姜 3g，大枣 3 枚，半夏 9g。

服 3 剂后，恶心呕吐已止，食欲欠佳。照上方加缩砂仁 4.5g，续服 2 剂，基本痊愈。

按： 此例受孕之初，血归于胎而养于妊，血气遂感不足，相对的气分便觉有余，气血不调，阴阳不和，冲任之气上逆而见出血呕吐、恶心、厌食等妊娠反应。应用桂枝汤化气调和阴阳，取效较快。《本草纲目》中曾记载半夏一药堕胎，将其列为妊娠用药禁忌。笔者临床治疗妊娠恶阻方药中使用半夏，效果满意，尚未发生堕胎现象及不良反应。(吴熙医案)

2.妊娠咳嗽案

患女，30 岁。因妊娠 3 个半月，咳嗽半个月有余于 2015 年 4 月 13 日就诊。患者因淋雨，第 2 天即诉头痛，恶寒怕冷，周身酸痛，鼻流清涕，咽痒咳嗽频频。来诊时见头身痛，咳嗽，喉管发痒则咳，连续不断，咳甚欲呕，咳嗽牵引腰腹疼痛，觉下腹有下坠感，喜双手捧腹，痰多呈泡沫状。有时呕吐清水，口淡无味，困倦无神。查：患者面色苍白，头汗多，四肢欠温，听诊双肺呼吸音粗糙，未闻及干湿啰音，舌质淡红，舌体胖嫩，舌苔白腻多津，脉沉细。肺炎支原体检查：阳性。曾服止嗽散、参苏饮，但咳仍不已。证属阳虚感寒，水寒射肺。试投桂枝二陈汤加味。

防风 10g，桂枝 10g，生白芍 10g，大枣 15g，生姜 10g，炙甘草 6g，紫菀 15g，陈皮 10g，法半夏 10g，生白术 15g，茯苓 10g，制附子 10g（先煎 30 分钟），干姜 8g。

服 2 剂后，咳嗽有减，食欲稍增，头身痛减轻；上方再进 2 剂，咳嗽大减，咳嗽无牵引腰腹痛，饮食基本恢复如常；再以六君子汤加砂仁、白豆蔻以调胃气，安胎善后。

按：患者发病时节为清明前后，阴雨绵绵，其咳嗽半个月有余，咳则腰腹痛，痰稀白，人困顿，阳虚可知。祝味菊先生云："苟气阳之不足，则精寒水冷，血凝为瘀，液聚为痰，废料潴积而为湿，向之资以为奉生之源者，转以为生身之累。"患者内外合湿，孕妇及胎儿身处一片阴霾之中，唯有离日高照，阴霾自散，才能转危为安。孕妇用药禁忌多，故初治未效，但若医者一味囿于常规，只求自保，则无异于坐视不救，故与患者签署了药物"知情同意书"，取得患者及家属理解，果断处以温阳之剂，由于脉证相符，故药到病除，得效后又以六君子汤加味安胎善后。（潘佳蕾、苏文武、肖丽文医案）

3.妊娠大便难案

孙某，女，31 岁，郑州人。自妊娠 15 天就出现大便难，至今已 6 个月，虽服用中西药但未能有效改善症状，近因病友介绍前来诊治。刻诊：大便如羊粪状坚硬困难，1 次 /2 天，大便之前常常头痛，大便之后常常汗出，手足不温，倦怠乏力，小便正常，口干不欲饮水，舌质淡，苔薄白，脉沉弱。中医诊断：便秘。辨为卫虚不固，营阴外泄证。治当调补营卫，化生营阴。给予桂枝汤与四逆加人参汤合方加味。桂枝 10g，白芍 10g，生姜 10g，生附子 5g，干姜 5g，红参 6g，砂仁 10g，炙甘草 12g。6 剂。

以水 800 ～ 1000mL，浸泡 30 分钟，大火烧开，小火煎煮 40 分钟；第 2 次煎煮 15 分钟；第 3 次煎煮，若水少可酌情加水，煎煮 15 分钟。每日 1 剂，每次服用 150mL，分 3 次服。

二诊：大便坚硬困难较前好转，仍 2 天 1 次，头痛、汗出较前减轻，以前方 6 剂。

三诊：大便坚硬困难较前好转，1 天 1 次，头痛、汗出较前减轻，仍倦怠乏力，以前方变红参为 10g，6 剂。

药后大便坚硬困难较前好转，头痛、汗出未再发作。继服前方 12 剂，诸症消除。又以前方治疗 15 剂以巩固治疗效果。随访 1 年，未再复发。

按：根据大便坚硬、头痛、汗出辨为营卫不和；再根据大便干结、口干不欲饮水辨为营阴外泄；因倦怠乏力、手足不温，辨为阳虚。以此辨为卫虚不固，营阴外泄证。方以桂枝汤温通阳气，调补营卫，固护营卫；以四逆加人参汤温壮阳气，化生卫气；加砂仁行气和中安胎。方药相互为用，以取其效。（王付医案）

五、注意事项

1. 煎服法

《金匮要略》中的桂枝汤，为"妇人妊娠病脉证并治"开篇第一方，也是《伤寒论》中的主方之一。徐彬在《金匮要略论注》中说："桂枝汤，外证得之，解肌和营卫；内证得之，化气调阴阳。"笔者认为，桂枝汤如需解肌和营卫，则服用方法当遵《伤寒论》中桂枝汤条后的煎服法："上五味，㕮咀三味，以水七升，微火煮取三升，去滓。适寒温，服一升。服已须臾，啜热稀粥一升余，以助药力。温覆令一时许，遍身漐漐，微似有汗者益佳，不可令如水流漓，病必不除。若一服汗出病差，停后服，不必尽剂。若不汗，更服依前法。又不汗，服后小促其间，半日许，令三服尽。若病重者，一日一夜服，周时观之。服一剂尽，病证犹在者，更作服。若汗不出，乃服至二三剂。禁生冷、黏滑、肉面、五辛、酒酪、臭恶等物。"若用于化气调阴阳，治疗内证，如妊娠恶阻时则无需啜热稀粥、温覆令汗出，按照常规的汤剂服用方法即可。《金匮要略·妇人妊娠病脉证并治》中的桂枝汤，其功效主要为调和阴阳、平冲降逆，而非我们常说的调和营卫，这一点不可不知。

2. 运用技巧

临证若想要灵活准确地应用桂枝汤治疗妇科疾病，首先需掌握桂枝汤的配伍及作用特点，其以辛甘酸苦四味相伍，发汗祛邪药力缓不至于过汗伤正，虽敛营止汗而不蔽邪，具有甘温益气扶正之功又不碍邪外解。此方作用于肌体，有表邪，可解表祛邪；无表邪，可调阴阳、和营卫、理气血、健脾胃。故桂枝汤用于妇科病治疗，必须具有正气素虚，或气血亏损，或脾胃素弱，或阴阳气血失调，或外感风寒之邪，导致营卫不和的病机。临床表现虽错综复杂，但须有汗出、恶风、恶寒、发热（其热不甚高），这些症状可单独或相兼出现。又必见口不渴，或渴欲饮但饮水不多；舌质淡红，舌苔薄白不干，脉象变化较多，以脉浮缓（弱），或弱，或迟者为宜。如能掌握这一原则，只要辨证准确，用之得当，可收立竿见影之效。若能进一步灵活加减变化，则更加得心应手。

六、医论评议

　　妊娠病之调治，历代医家论述颇多，然最早始见于《内经》，发展于汉末张仲景，他在《金匮要略》中设"妇人妊娠病"专篇讨论，不仅对妊娠的调养以及妊娠病的症因脉治阐发甚详，且其立法大旨及组方用药规律亦颇具特点。

　　生育年龄的妇女，以往月经正常，现在突然经闭，经停以后，诊得脉象平和，唯尺脉稍见小弱，同时有呕吐、不能食等症，身无外感寒热，当是妊娠之象。而今结合妊娠试验，更易确诊。妇女在妊娠两个月左右，尺脉多见滑象，即《素问·阴阳别论》所谓"阴搏阳别，谓之有子"。今阴脉小弱，乃胎元初结，经血归胞养胎，以致阴血相对不足，故阴脉比阳脉稍弱，此时就需用桂枝汤调和阴阳，及时补充阴血以养胎。诚如清代尤在泾在《金匮要略心典》里注解此条文时所说："夫脉无故而身有病，而非寒热邪气，则无可施治，惟宜桂枝汤调和阴阳而已。"后世医家也多从调和阴阳去解释桂枝汤为何能够治疗妊娠恶阻。必须指出的是，《素问·阴阳别论》明言："阴搏阳别，谓之有子。"而仲景《伤寒杂病论》是撰用《素问》九卷，以述为著，那为何说妊子"阴脉小弱"呢？"搏"与"小弱"截然相反啊！有人遂从孕妇禀体强弱来解释。其实，古人认为妊娠血聚气抟，经水不行至六十日始凝成胎，至三四月经血久蓄而胎气始强，六十日前胎未成，阴气衰，故"小弱"；三四月后胎有形，血气盛，故"搏"。这是妊娠两个不同阶段的两种不同脉象。

其实，桂枝汤用于妊娠恶阻，除了调和阴阳外，还有平冲降逆之功，也正适用于妊娠恶阻之症。桂枝汤可降逆气、平冲气，降逆平冲即可使胃和胎安，其功主在桂枝，《金匮要略·奔豚气病脉证治》与《伤寒论》第117条的桂枝加桂汤治疗气从少腹上冲心的奔豚逆气即可印证。又《金匮要略·痰饮咳嗽病脉证并治》："青龙汤下已……气从少腹上冲胸咽……与茯苓桂枝五味甘草汤，治其气冲……冲气即低……用桂苓五味甘草汤，去桂加……"《金匮要略·痉湿暍病脉证并治》防己黄芪汤方后注文云"气上冲者，加桂枝三分"。唐容川指出："发汗亦用桂枝……其降冲逆亦用桂枝。"《本经》说："牡桂（即桂枝）味辛温，主上气咳逆……吐吸……"

从《本经》看桂枝功效，首在降逆气。后世医家治妊娠恶阻病多喜用半夏而获效，仲景治呕吐亦常用半夏组方或随呕吐症之有无而加减用之，如葛根加半夏汤、小青龙汤、小柴胡汤及大、小半夏汤等。唯独在治妊娠呕吐时，不用半夏而选桂枝，实因桂枝与半夏虽同具有降逆气、和胃气之功，但桂枝无半夏之燥性，对妊娠后"阴脉小弱"者颇合适。因此，桂枝汤实为治疗恶阻的良方。

值得提出的是，查近几版中医高等院校教材《中医妇科学》的恶阻篇中，于桂枝汤只字未提。是否因前人有桂枝辛温恐耗血动胎，将桂枝列为妊娠禁药之说？令人费解。近代名医言庚孚说："恶阻一证，其要莫过于阻。实阻者，宜下，宜通，宜行；虚阻者，宜补中，宜和营。因此，无论虚实之阻，桂枝均能及，岂可不入汤煎乎？实则量宜重，虚者治宜缓；热者轻取，寒者重剂。此为入药之要诀也。"诚为经验之谈！

《伤寒来苏集》云桂枝汤："不论中风、伤寒、杂病咸得用此。"然桂枝汤虽用途广泛，但也并非百无禁忌。历代研究《伤寒论》的医家都认为，《伤寒论》论述桂枝汤禁忌有 3 条。一是 16 条："桂枝本为解肌，若其人脉浮，发热汗不出者，不可与之也，常须识此，勿令误也。"二是 17 条："若酒客病，不可与桂枝汤，得之则呕，以酒客不喜甘故也。"三是 19 条："服桂枝汤吐者，其后必吐脓血也。"于是总结出桂枝汤禁忌证有三：一曰表实无汗者禁；二曰嗜酒之人，内多湿热者禁；三曰阳热内盛服桂枝汤吐者禁。因此，若是见肝热犯胃之妊娠呕吐者，不宜用此方，当用苏叶黄连汤加姜汁、竹茹之类。

《金匮要略》黄芪类方剂探析

《金匮要略》中黄芪类方剂有防己黄芪汤、乌头汤、《千金》三黄汤、黄芪桂枝五物汤、黄芪建中汤、防己茯苓汤、黄芪芍桂苦酒汤、桂枝加黄芪汤8个，其中多数方剂用于治疗水气病。可见张仲景之用黄芪，以治疗水气病为主，非后世认为的以补虚见长。笔者梳理《金匮要略》中有关黄芪类方剂条文及其方药特点，以抒己见。

一、防己黄芪汤

《金匮要略·痉湿暍病脉证》："风湿，脉浮，身重，汗出，恶风者，防己黄芪汤主之。防己黄芪汤方：防己一两，甘草半两（炒），白术七钱半，黄芪一两一分（去芦）。上剉麻豆大，每抄五钱匕，生姜四片，大枣一枚，水盏半，煎八分，去滓，温服，良久再服。喘者，加麻黄半两；胃中不和者，加芍药三分；气上冲者，加桂枝三分；下有陈寒者，加细辛三分。服后当如虫行皮中，从腰下如冰，后坐被上，又以一被绕腰以下，温令微汗，差。"

《金匮要略·水气病脉证并治》："风水，脉浮身重，汗出恶风者，防己黄芪汤主之。腹痛者加芍药。防己黄芪汤方：防己一两，黄芪一两一分，白术三分，甘草半两（炙）。上剉，每服五钱匕，生姜四片，枣一枚，水盏半，煎取八分，去滓，温服，良久再服。"

该篇附方言："《外台》防己黄芪汤，治风水，脉浮为在表，其人或头汗出，表无他病，病者但下重，从腰以上为和，腰以下当肿及阴，难以屈伸，方见风湿中。"

由上述条文可见，防己黄芪汤由防己、甘草、白术、黄芪、生姜、大枣组成。方中防己祛风除湿；黄芪固表止汗，利水消肿；白术燥湿利水，益气止汗；生姜、甘草、大枣调和诸药。诸药合用，共奏祛风除湿、固表止汗、利水消肿之功。比较两篇防己黄芪汤条文，笔者另有以下观点。

（1）风水与风湿是互词的可能性大。防己黄芪汤中"风水"见于《金匮要略·水气病脉证并治》2次，但附方言该方"见风湿中"；"风湿"见于《金匮要略·痉湿暍病脉证并治》1次。笔者认为，后世医家可能是将风湿误写成了风水。

（2）仅有白术用量不统一。《金匮要略·水气病脉证并治》中附方言《外台》防己黄芪汤"方见湿病中"，意指见《金匮要略·痉湿暍病脉证并治》。然而两者药物相同，但白术用量不一，前者为七钱半，后者为三分；而证治相同，都是治疗"脉浮，身重，汗出，恶风"。

（3）药物顺序不一致。防己黄芪汤《金匮要略·痉湿暍病脉证并治》中的药物组成顺序为防己、甘草、白术、黄芪；而在《金匮要略·水气病脉证并治》中的方药物组成顺序为防己、黄芪、白术、甘草。

（4）炮制不同。防己黄芪汤在《金匮要略·痉湿暍病脉证并治》中的甘草用炒；黄芪去芦，上剉麻豆大。在《金匮要略·水气病脉证并治》中的甘草为炙；黄芪未注明去芦，上剉但未说明剉多大。

（5）附方《外台》防己黄芪汤中的条文对"脉浮，身重，汗出，恶风者"的解说：如"脉浮"，解释为"脉浮为在表"；"汗出恶风"，解释为"头汗出，表无他病"；"身重"，解释为"但下重，从腰以上为和，腰以下当肿及阴，难以屈伸"。

（6）《金匮要略·痉湿暍病脉证并治》中防己黄芪汤后详列药物加减，并说明了服药后的注意事项，提示患者服药后需温覆取汗，方能速愈。《金匮要略·水气病脉证并治》中防己黄芪汤的"腹痛者加芍药"可能是《金匮要略·痉湿暍病脉证》中的"胃中不和者，加芍药三分"之意。

由此可见，《金匮要略》中的条文有可能来自不同的古籍文献，保留着不一致的地方。

二、乌头汤

　　《金匮要略·中风历节病脉证并治》:"病历节,不可屈伸,疼痛,乌头汤主之。乌头汤方,治脚气疼痛,不可屈伸。麻黄、芍药、黄芪各三两,甘草三两(炙),川乌五枚(㕮咀),以蜜二升,煎取一升,即出乌豆(乌头)。"

　　该条文简略,未见舌脉描述,用药简单。乌头汤由麻黄、芍药、黄芪、甘草、川乌、白蜜组成。方中麻黄通阳开痹;乌头祛寒逐湿;芍药、甘草开血痹,通经脉,使阴阳宣通,气血畅行;黄芪通肌肉之阳气,制麻黄之力猛;乌头有毒,用白蜜之甘以缓之,使寒湿之邪通过微汗以解,邪去而正不伤。诸药合用,共奏通阳开痹、逐寒止痛之功。梅罗阳等对乌头汤方证临床文献进行了研究,发现乌头汤主要用于治疗肌肉骨骼系统和结缔组织疾病,症状以关节疼痛、肿胀及活动受限为主。临床应用乌头汤原方较少,多有加减,提示临床治疗可根据患者病情进行调整。

三、《千金》三黄汤

　　《金匮要略·中风历节病脉证并治》:"《千金》三黄汤,治中风手足拘急,百节疼痛,烦热心乱,恶寒,经日不欲饮食。麻黄五分,独活四分,细辛二分,黄芪三分,黄芩三分。"

方中麻黄与黄芪相伍，一泄一补；黄芩泻火除烦；独活、细辛祛风散寒。本方寒温并用，攻补兼备，是治疗痹证的基本方。如风寒湿邪初犯，则重用麻黄以发散；寒甚者，重用细辛以温经散寒止痛；热痹者，宜减黄芪、细辛，重用黄芩；无热象，黄芩用量宜轻；血虚者，重用黄芪以益气生血；血瘀者，重用黄芪以补气行瘀；病在上肢者，加连翘；病在下肢者，加牛膝。

四、黄芪桂枝五物汤

《金匮要略·血痹虚劳病脉证并治》："血痹，阴阳俱微，寸口关上微，尺中小紧，外证身体不仁，如风痹状，黄芪桂枝五物汤主之。黄芪桂枝五物汤方：黄芪三两，芍药三两，桂枝三两，生姜六两，大枣十二枚。"

现代医家认为，该方由桂枝汤倍生姜，去甘草，加黄芪而成。但"去甘草"的原因，或以其"性和缓、善守中而不用之"等解释，或未做解释。王一迪等认为，该方甘草被黄芪取代，而非单纯的"去甘草"。李杰辉等基于黄煌教授使用黄芪桂枝五物汤的医案，对该方主治疾病、症状、药物用量、加味药情况进行统计分析，主治疾病以神经系统、骨科、内分泌和代谢疾病为主；主症有疲倦乏力，汗多，容易头晕耳鸣、心慌，肢体麻木疼痛，腰背酸痛，舌质偏暗淡或暗红，脉多虚象，以脉弱、脉弦、脉缓为主；体质类型常见于中老年人，患者多面色黄暗或暗红，面浮肿，体胖，易汗出，食欲好，腹部松软，易下肢浮肿。笔者认为，"精神萎靡，右脉弱，特别是右关脉弱，尺脉弱"是黄芪桂枝五物汤类方的用药指针。上实下虚者，加附子、紫石英等温潜药。

五、黄芪建中汤

《金匮要略·血痹虚劳病脉证并治》中论述黄芪建中汤有 2 条，小建中汤方条文云："《千金》疗男女因积冷气滞，或大病后不复常。若四肢沉重，骨肉酸疼，吸吸少气，行动喘乏，胸满气急，腰背强痛，心中虚悸，咽干唇燥，面体少色，或饮食无味，胁肋腹胀，头重不举，多卧少起，甚者积年，轻者百日，渐致瘦弱，五脏气竭，则难复常。六脉俱不足，虚寒乏气，小腹拘急，羸瘠百病，名曰黄芪建中汤，又有人参二两。"黄芪建中汤条文云："虚劳里急，诸不足，黄芪建中汤主之。于小建中汤内加黄芪一两半，余依上法。"

姜涛等从疾病发生的病因病机入手，通过方药探讨黄芪建中汤的适应证，认为该方可用于脾胃病证、多汗、虚劳、肺系病证及妇科疾病等治疗，具有良好的指导意义。

六、防己茯苓汤

　　《金匮要略·水气病脉证并治》:"皮水为病,四肢肿,水气在皮肤中,四肢聂聂动者,防己茯苓汤主之。防己茯苓汤方:防己三两,黄芪三两,桂枝三两,茯苓六两,甘草二两。"

　　胡希恕先生认为,皮水为水在皮肤中,故四肢肿;若四肢微微动摇,为水、气相击上冲之象,防己茯苓汤主之。方中桂枝、甘草平冲降逆,大剂量茯苓祛水,三者相伍,可治疗四肢肌肉瞤动;防己、茯苓利水;黄芪实络脉之虚,既可逐水外出,又可防其病复。目前,临床常用该方治疗急性羊水过多症、肾病综合征、慢性肾炎、冠心病、慢性心力衰竭、类风湿关节炎、营养不良性浮肿、乳腺癌根治术后上肢水肿、四肢骨折术后肿胀等。

七、黄芪芍桂苦酒汤

　　《金匮要略·水气病脉证并治》:"黄汗之为病,身体肿,一作重。发热汗出而渴,状如风水,汗沾衣,色正黄如柏汁,脉自沉,何从得之?师曰:以汗出入水中浴,水从汗孔入得之,宜黄芪芍桂苦酒汤主之。黄芪芍桂苦酒汤方:黄芪五两,芍药三两,桂枝三两。上三味,以苦酒一升,水七升,相和,煮取三升,温服一升。当心烦,服至六七日乃解。若心烦不止者,以苦酒阻故也。一方用美酒醯代苦酒。"

胡希恕先生认为，黄汗病，身肿，发热，汗出而渴，状似风水，但汗出色黄，脉沉，为二者不同。汗出入水为黄汗发病原因之一，并非所有黄汗病皆由此来。黄汗病，丧失大量体液以致渴，不可再发其汗，黄芪芍桂苦酒汤主之。方中黄芪补虚；桂枝、芍药和其营卫；苦酒即醋，味酸收敛，防其汗出。服后突然汗止而心烦，服至六七日可除。目前，临床常用该方治疗狐臭、黄汗等。

八、桂枝加黄芪汤

《金匮要略·水气病脉证并治》："黄汗之病，两胫自冷；假令发热，此属历节。食已汗出，又身常暮盗汗出者，此劳气也。若汗出已，反发热者，久久其身必甲错。发热不止者，必生恶疮。若身重，汗出已辄轻者，久久必身𬌗。𬌗即胸中痛，又从腰以上必汗出，下无汗，腰髋弛痛，如有物在皮中状；剧者不能食，身疼重，烦躁，小便不利。此为黄汗，桂枝加黄芪汤主之。桂枝加黄芪汤方：桂枝三两，芍药三两，甘草二两，生姜三两，大枣十二枚，黄芪二两。"

《金匮要略·黄疸病脉证并治》："诸病黄家，但利其小便。假令脉浮，当以汗解之，宜桂枝加黄芪汤主之。方见水病中。"

目前，临床常用该方治疗黄汗、糖尿病多汗、小儿汗证、夏季气虚感冒、鼻衄、心律失常、支气管哮喘、感染后咳嗽、肩周炎、掌跖脓疱症等属气虚营弱者。

综上所述，《金匮要略》有关黄芪类条文共 12 条，其中"痉湿暍病脉证并治"涉及 1 条条文，方 1 首（防己黄芪汤）；"中风历节病脉证并治"涉及 2 条条文，方 2 首（乌头汤、《千金》三黄汤）；"血痹虚劳病脉证并治"涉及 3 条条文，方 2 首（黄芪桂枝五物汤、黄芪建中汤）；"水气病脉证并治"涉及 5 条条文，方 4 首（防己黄芪汤、《外台》防己黄芪汤、防己茯苓汤、黄芪芍桂苦酒汤、桂枝加黄芪汤）、"黄疸病脉证并治"涉及 1 条条文，方 1 首（桂枝加黄芪汤）。由此可见，黄芪类经方主要是用于治疗水气病、血痹虚劳病、中风历节病、痉湿暍病、黄疸病。黄芪主要用于治疗与风、水、湿、虚等病邪相关的湿病、中风历节病、血痹虚劳病、水气病、黄疸病等，而非用于伤寒急性病。诚如《伤寒论·序》所言："以为百病之急，无急于伤寒。"张仲景关于黄芪的应用见于《金匮要略》，未见于《伤寒论》，也证实了这一点。

（本文由笔者和学生刘鹏、黎崇裕共同署名，发表于《中国民间疗法》2020 年 11 月第 28 卷第 22 期，第 114 ～ 117 页，现略有改动）

成无己辨证论治思想探析

中医辨证论治思想体系的创立是张仲景《伤寒论》最伟大的贡献，但这一体系的补充、完善、发展，则是后世历代医家逐步完成的。成无己《注解伤寒论》和《伤寒明理论》在八纲辨证、脏腑辨证、营卫辨证、经腑辨证等方面的创见，是在总结张仲景《伤寒论》辨证论治思想体系的基础上，结合自己的临床经验对辨证论治体系的补充与发展，对后世产生了深远的影响，是其临床辨证论治思想的核心部分。笔者对此探析如下。

一、八纲辨证

成无己阐释病机，十分重视对病证阴阳、寒热、虚实、表里的辨别，在六经辨证的基础上丰富了《伤寒论》的辨证方法。

如对桂枝加附子汤证："遂漏不止，其人恶风，小便难，四肢微急，难于屈伸。"成氏注释云："太阳病，因发汗，遂汗漏不止而恶风者，为阳气不足。因发汗，阳气益虚而皮腠不固也……汗出亡津液，阳气虚弱，不能施化……四肢微急，难于屈伸者，亡阳而脱液也。"对甘草干姜汤证、芍药甘草汤证之"自汗出，小便数，心烦，微恶寒，脚挛急"症、误治以后诸症及治疗方法，成氏注释曰："脉浮，自汗出，小便数而恶寒者，阳气不足也。心烦、脚挛急者，阴气不足也。阴阳血气俱虚，则不可发汗……先作甘草干姜汤，复其阳气，得厥愈足温，乃与芍药甘草汤益其阴血……重发汗，复烧针，是阴阳之气大虚，四逆汤以复阴阳之气。"可以看出，成氏是运用阴阳辨证的方法对这些病证进行阐释。

在对"发热"一症的论述中，成氏认为："有谓翕翕发热者，有谓蒸蒸发热者，此则轻重不同，表里之区别尔。所谓翕翕发热者，谓若合羽所覆，明其热在外也，故与桂枝汤发汗以散之；所谓蒸蒸发热者，谓若熏蒸之蒸，明其热在内也。"指出从发热的不同表现特点，可以辨别其表里属性。对"自汗"一症，成氏阐释云："然自汗之症，又有表里之别焉，虚实之异焉。若汗出恶风，及微恶寒者，皆表未解也，必待发散而后愈。至于漏汗不止而恶风，及发汗后恶寒者，又皆表之虚也，必待温经而后愈。诸如此，皆邪气在表也。若汗出恶寒者，此为表解而里未和也。"提出对于"自汗"当分辨其表里虚实。

原文："伤寒胸中有热，胃中有邪气，腹中痛，欲呕吐者，黄连汤主之。"成氏注云："湿家下后，舌上如苔者，以丹田有热，胸中有寒，是邪气入里，而为上热下寒也；此伤寒邪气传里，而为下寒上热也。胃中有邪气，使阴阳不交，阴不得升而独治于下，为下寒腹中痛；阳不得降而独治于上，为胸中热，欲呕吐。与黄连汤，升降阴阳之气。"提出了"下热上寒"证、"下寒上热"证的鉴别。原文："少阴病，下利便脓血者，桃花汤主之。"成氏注释云："阳明病下利便脓血者，协热也；少阴病下利便脓血者，下焦不约而里寒也。与桃花汤，固下散寒。"指出了下利便脓血的寒热属性。在对原文"病人身大热，反欲得近衣者，热在皮肤，寒在骨髓也；身大寒，反不欲近衣者，寒在皮肤，热在骨髓也"的注释中，成氏又提出了表里寒热的鉴别，即"身热欲得衣者，表热里寒也；身寒不欲衣者，表寒里热也"。

诸如以上有关阴阳、表里、寒热、虚实之八纲辨证方法，在《注解伤寒论》《伤寒明理论》中比比皆是，而成无己对于八纲辨证最突出的贡献就是首提"半表半里证"。

《伤寒论》中并无"半表半里证"之词，仅在原文148条小柴胡汤证中提及"半在里半在外"。成无己在对原文"伤寒五六日，中风，往来寒热，胸胁苦满，嘿嘿不欲饮食，心烦喜呕，或胸中烦而不呕，或渴，或腹中痛，或胁下痞硬，或心下悸、小便不利，或不渴、身有微热，或咳者，与小柴胡汤主之"的注释中云："病有在表者，有在里者，有在表里之间者。此邪气在表里之间，谓之半表半里证。"认为病位在表里之间者，即为"半表半里证"。并对此证的表现做了详尽的阐述："邪在半表半里之间，未有定处，是以寒热往来也……止言胸胁苦满，知邪气在表里之间，未至于心腹满。言胸胁苦满，知邪气在表里也。嘿嘿，静也……嘿嘿者，邪方自表之里，在表里之间也……不欲食者，邪在表里之间，未至于必不能食也……心烦喜呕者，邪在表方传里也。邪初入里，未有定处，则所传不一，故有或为之证。"成氏还认为，如"得病六七日，脉迟浮弱，恶风寒，手足温""睡而汗出者""如结胸心下痞硬者""胸胁满，微结，小便不利，渴而不呕，但头汗出，往来寒热心烦、呕而发热"等均为邪在半表半里之间的表现。而在《伤寒明理论》中，成氏在对"发热、寒热、盗汗、胸胁满、舌上苔、咳、呕吐、自利"等症状的阐释时，均提及"半表半里"，说明在这些症状产生的原因中，邪在半表半里是其中之一。

成无己认为六经以"少阳太阴为半表半里"，《伤寒论》中的小柴胡汤证、少阳病、柴胡桂枝干姜汤证均为半表半里证，其云"邪在半表半里之间，柴胡证""少阳为在里，即是半表半里证"。关于半表半里证的治疗，成氏认为："邪在半表半里，则不可发汗……与小柴胡汤，以除半表半里之邪。"

成无己对半表半里证的阐述，对中医理论的发展起了重大的推进作用，至今《中医诊断学》还将半表半里证作为一个重点证型来讲述。

二、脏腑辨证

仲景《伤寒论》涉及脏腑及脏腑生理病理的内容并不多，仅见于"阳明之为病，胃家实是也""伤寒腹满谵语，寸口脉浮而紧，此肝乘脾也""伤寒发热，啬啬恶寒，大渴欲饮水，其腹必满，自汗出，小便利，其病欲解，此肝乘肺也""趺阳脉浮而涩，浮则胃气强""若脐上筑者，肾气动也"等数条。而成氏则非常重视从脏腑的生理病理角度对《伤寒论》原文进行注释和发挥。

如对原文"烧针令其汗，针处被寒，核起而赤者，必发奔豚。气从少腹上冲心者，灸其核上各一壮，与桂枝加桂汤，更加桂二两"。成氏注释云："烧针发汗，则损阴血，而惊动心气。针处被寒，气聚而成核。心气因惊而虚，肾气乘寒气而动，发为奔豚……肾气欲上乘心，故其气从少腹上冲心也。"认为奔豚的产生是由于心气虚，肾气乘虚上冲而导致。而对"欲作奔豚"之茯苓桂枝甘草大枣汤证，成氏亦认为此属"心气虚而肾气发动"。可以看出，成氏对"奔豚"及"欲作奔豚"是从心肾水火既济的生理功能失调角度进行解释的。另外，成氏遵《内经》"汗为心之液"的观点，对发汗后出现的某些症状，认为乃心虚所致，如"汗者心之液，汗家重发汗，则心虚恍惚心乱""汗大出者，亡其阳。汗者，心之液。亡阳则心气虚，心恶热；火邪内迫，则心神浮越，故惊狂，起卧不安"等。可以看出，心气虚常见的表现为"心悸""惊狂"等。

成氏认为少阴病即是肾之病证，如他在对原文"少阴病，自利清水，色纯青，心下必痛，口干燥者，急下之，宜大承气汤"注释时云："少阴，肾水也。青，肝色也。自利色青，为肝邪乘肾……以肾蕴实邪，必心下痛，口干燥也，与大承气汤以下实邪。"指出少阴即肾，并讨论了肝与肾子病犯母病证。此外，成氏还从"少阴肾水而主骨节"角度讨论了"少阴病，身体痛，手足寒，骨节痛，脉沉者，附子汤主之"的原理；从"肾虚水燥，渴欲饮水自救"角度解释少阴病之自利而渴；从"肾为生气之源，呼吸之门"角度阐述"少阴病，六七日，息高者，死"的机理乃"肾气断绝也"；从"肾主水，肾病不能制水，水饮停为水气"角度讨论真武汤证；认为"少阴病，得之二三日，口燥咽干者，急下之"的原因为"邪热已甚，肾水干也"，必须及时使用"大承气汤下之，以全肾也"。可以看出，成氏对少阴病诸证往往是从肾的角度来讨论。

成氏认为，太阴病为脾之病证。如在对原文"太阴中风，四肢烦疼，阳微阴涩而长者，为欲愈"的注释中云："太阴，脾也，主营四末。太阴中风，四肢烦疼者，风淫末疾也。"并遵《内经》"脾恶湿"之旨，阐释某些发黄之症。如对原文"伤寒，发汗已，身目为黄，所以然者，以寒湿在里，不解故也"，成氏注释曰："发汗已，身目为黄者，风气去湿气在也。脾恶湿，湿气内著，脾色外夺者，身目为黄。"对原文"湿家之为病，一身尽疼，发热，身色如似熏黄"，成氏注释云："身黄如橘子色者，阳明瘀热也。此身色如似熏黄，即非阳明瘀热……此一身尽疼，非伤寒客热也。知湿邪在经而使之，脾恶湿，湿伤，则脾病则色见，是以身发黄者，为其黄如烟熏，非正黄色也。"指出了湿邪困脾而致发黄的特点及机理。

成氏还常用肺的生理病理来阐释"咳""喘"等病证。如对于小青龙汤证的"干呕发热而咳"，成氏认为属"水寒相搏，肺寒气逆"；对于"发汗后呕，饮水多，必喘，以水灌之，亦喘"，成氏认为"饮水多喘者，饮冷伤肺也；以冷水灌洗而喘者，形寒伤肺也"，故"咳""喘"乃肺之病证。

三、风寒营卫辨证

成氏也非常重视风寒营卫辨证，并在《注解伤寒论》中首次提出了"风伤卫、寒伤营"的观点。

他在《注解伤寒论·辨脉法》中云："寸口脉浮而紧，浮则为风，紧则为寒。风则伤卫，寒则伤荣。荣卫俱病，骨节烦疼，当发其汗也。"对《脉经》"风伤阳，寒伤阴"则进一步阐发云："卫为阳，荣为阴，风为阳，寒为阴，各从其类而伤也。"故云"风伤卫，寒伤营"，并运用此观点解释某些病证。

如"发热，汗出，恶风"是卫中风的表现，"以卫为阳，卫外者也，病则不能卫固其外，而皮腠疏，故汗出而恶风也"；"病常自汗出"亦是风伤卫的表现，由于"卫受风邪而荣不病者……卫既客邪，则不能与营气和谐，亦不能卫护皮腠，是以常自汗出"；"汗出，短气，恶风不欲去衣"亦是风在表，"风胜则卫气不固"的表现。总之，"风伤卫"的典型表现为"汗出，恶风"，这是由于"风行开泄，易袭阳位"，侵犯人体后最易影响卫气"司开阖"的功能。

而"恶寒，体痛，呕逆"为营伤寒的表现，"荣虚者恶寒""血病者则痛""寒令气逆"则呕;"头痛，身疼，腰以至牵连骨节疼痛，无汗"是寒并于营，太阳经营血不利所致;人之毫毛毕直，乃皮肤腠理闭塞所致。故"寒伤营"的典型表现为"无汗、恶寒、疼痛"，这亦是由寒邪"主收引，主凝滞，易伤阳气"的致病特点所决定的。寒邪侵犯人体后，则首先影响卫气"司开阖"的功能而表现为"无汗"，进而影响卫气"温分肉"的作用而表现出"恶寒"，最终深入营血，影响营血的运行则产生疼痛的症状。

"风伤卫、寒伤营"并不意味风邪侵袭人体只伤卫气而营血不受影响，寒邪侵袭人体只伤营血而卫气不受影响，故又有"风则伤卫，寒则伤荣，营卫俱病"之说，更何况风寒之邪不能截然分开。所以成氏在解释大青龙汤证"太阳中风，脉浮紧，发热恶寒，身疼痛，不汗出而烦躁者"时云:"此中风见寒脉也。浮则为风，风则伤卫;紧则为寒，寒则伤荣。荣卫俱病，故发热恶寒，身疼痛也。风并于卫者，为荣弱卫强;寒并于荣者，为荣强卫弱。今风寒两伤，则荣卫俱实，故不汗出而烦躁也。"

成无己首次提出的"风伤卫、寒伤营"观点有其一定的辨证意义，其内涵是比较丰富的，是经过综合考虑病因、患者体质及病证表现后得出的结论，为后世"三纲鼎立"之说的形成奠定了基础，并由此也引起了后世伤寒学派的争鸣。

四、经病腑病辨证

成无己注《伤寒论》，虽忠实原著，以六经为序，但他认为《伤寒论》六经即《内经》所说的经络之经，而经络与脏腑相连，故于某些六经病中提出了经病、腑病之说。腑病在《注解伤寒论》有两个含义：一为邪气入于阳明胃肠即称腑病，如"邪自太阳经传之入腑者，谓之太阳阳明""邪自阳明经传入腑者，谓之正阳阳明""邪自少阳经传之入腑者，谓之少阳阳明"等；一为六经病邪气随经入相应之腑而成腑病。

如在对原文"太阳病不解，热结膀胱，其人如狂，血自下，下者愈。其外不解者，尚未可攻，当先解外。外解已，但少腹急结者，乃可攻之，宜桃核承气汤方"的注释中，成氏将太阳病分为两类：邪气在经者，为太阳经病；随经入腑者，为太阳腑病。而在对抵当汤证原文"太阳病六七日，表证仍在，脉微而沉，反不结胸，其人发狂者，以热在下焦，少腹当硬满，小便自利者，下血乃愈。所以然者，以太阳随经，瘀热在里故也，抵当汤主之"的注释中，成氏再一次提及经病、腑病说，其云："太阳，经也；膀胱，腑也。此太阳随经入腑者也。"

再如对原文"正阳阳明者，胃家实是也"，成氏注释曰："邪自阳明经传入腑者，谓之正阳阳明"，说明阳明病亦有经病和腑病的不同，邪气在经为经病，邪气入腑为腑病。如成氏对"阳明脉大"的解释为："阳明气血俱多，又邪并于经，是以脉大。"对"阳明病，脉浮而紧者，必潮热，发作有时。但浮者，必盗汗出”的解释为："浮为在经，紧者里实。脉浮而紧者，表热里实也，必潮热，发作有时。若脉浮而不紧者，止是表热也，必盗汗出。盗汗者，睡而汗出也。阳明病里热者自汗，表热者盗汗。"可以看出，此证为阳明经腑同病。

成氏虽然只提到太阳、阳明之经病、腑病，但对后世经证、腑证的形成却有肇始之功。如方有执扩大了太阳腑病的范围，将五苓散证亦归入太阳腑病；尤在泾总结出太阳腑病由血结和水结的不同，并指水结治宜五苓散导水泻热，血结治宜桃核承气汤、抵当汤导血除热。

张仲景《伤寒论》创立了辨证论治的理论体系，但其文辞简略，义理不彰，后人难以系统地掌握其精神实质。成无己乃注解、发挥《伤寒论》的第一家，他参阅《黄帝内经》《难经》等经典，结合自己的临证体验，对《伤寒论》原文逐条注释，使《内》《难》理论与伤寒证治结合，融会贯通，对八纲辨证、脏腑辨证、营卫辨证、经病腑病辨证等内容详加辨析，开后世注解《伤寒论》之先河，为后人系统掌握《伤寒论》辨证论治的精髓奠定了良好的理论基础。

（原文发表于《新中医》2006 年 12 月第 38 卷第 12 期，第 8～10 页）

许叔微临证特色举要

————————————————————●

宋代医家许叔微是经方学派的代表人物之一，他倾心研究伤寒，著有《伤寒百证歌》《伤寒发微论》《伤寒九十论》《普济本事方》等书，深得仲景之妙谛，且博采众长，将其融会贯通，自成一家。他在临床上既尊重仲景的辨证论治体系，又善于从临证实际出发强调变通，并且善取诸家所长，灵活化裁古方，遣方用药，别出新意，自成一派。兹举其要。

一、重视八证辨识

自晋代以来，中医界偏重于收残补缺，荟萃方药，注疏经论，宋代更盛行运气学说而忽略辨证论治。许叔微则深感辨证论治的重要，一改时风，在著述中反复予以强调，所选医案多记有详细的辨证过程。临证时，许氏除应用《伤寒论》的六经辨证理论外，还将其与八大基本证有机结合，尤其重视表里虚实的辨别。如其在《伤寒九十论·伤寒表实证七十八》用麻黄汤治羽流案中论曰："大抵调治伤寒，先要明表里虚实，能明此四字，则仲景三百九十七法可坐而定也。"认为证有表实、表虚、里实、里虚、表里俱实、表里俱虚之别，临证首当明辨，并把经方对应归纳为"麻黄汤类，为表实而设也；桂枝汤类，为表虚而设也。里实，承气之类；里虚，四逆、理中之类。表里俱实，所谓阳盛阴虚，下之则愈也。表里俱虚，所谓阴盛阳虚，汗之则愈也。"这种以表里虚实统伤寒诸方，无疑是对仲景六经辨证的进一步完善。

许氏认为，《伤寒论》虽以三阴三阳分证，但分析病情、决定治则的关键还在于明辨阴阳、表里、寒热、虚实。其所著《伤寒百证歌》，以仲景《伤寒论》为主线，参考《素问》《灵枢》等经典之论，旁及晋唐诸家，并引述宋人诸说，以歌诀形式着重阐述了伤寒辨证，虽无八纲之名，却有八纲之实，从而形成了许氏独特的八纲辨证体系，并明确指出八纲之中尤以阴阳为总纲。若阴阳不辨，就不能进一步分辨表里、寒热、虚实。许氏指出，三阳为阳，而阳热之证以阳明为甚；三阴为阴，而阴寒之证以少阴为甚。这种以阴阳总括伤寒证候的方法，确能提要钩玄。

表里是病位，亦是《伤寒论》辨证的基本内容之一，许氏则常结合阴阳、寒热、虚实而论。言其表，则"身热恶寒脉又浮，偏宜发汗更何求"；言其里，则有阴阳之别。在阳专指阳明腑证，在阴则总赅太阴、少阴、厥阴。故云"不恶寒兮反恶热，胃中干燥有潮热。手心腋下汗常润，小便如常大便结。腹满而喘或谵语，脉沉而滑里证决……三阴大约可温之，积证见时方发泄。太阴腹满或时痛，少阴口燥舌干渴……"皆为有根底之言。

　　寒热、虚实是辨证的重要内容，它们与表里有着错综复杂的关系。寒热、虚实有表里之分；同样，表里也得分寒热、虚实。这些都是辨证时应当详审的，因此许氏进而分析说："病人身热欲得衣，寒在骨髓热在肌。""病人身寒衣襁退，寒在皮肤热在髓。""脉浮而缓表中虚，有汗恶风腠里疏；浮紧而涩表却实，恶寒无汗体焚如。脉沉无力里虚证，四逆理中为对病；沉而有力紧且实，柴胡承气宜相应。"这样从临证实践的角度进行论述，十分方便后学者临床掌握。此外，临证时还有寒极似热、热极似寒、真寒假热、真热假寒之证，尤为难辨，毫厘之失则生死反掌。而许氏认为，只要脉证合参便不难辨识。他说："烦躁面赤身微热，脉至沉微阴作孽；阴证似阳医者疑，但以脉凭斯要诀。"又说："小便赤色大便秘，其脉沉滑阳证是。四肢逆冷伏热深，阳证似阴当审谛。"学者若能举一反三，临证便能应付自如。

　　许氏虽然强调八纲辨证的重要，但并不忽视六经分证的意义。在许氏的辨证体系中，六经分证也是一个组成部分。如他主张结合六经谈阳证与阴证。他在《伤寒九十论·太阴证》中云："盖仲景有三阴三阳，就一证中又有偏胜多寡，须是分明辨质，在何经络，方与证候相应，用药有准且如太阴少阴，自阴证中，自有补泻，岂可止谓之三阴证乎？"事实上，八纲辨证能揭示六经辨证之实质，六经辨证也能丰富八纲辨证的内容，二者紧密结合，灵活应用，能提高辨证论治的准确性，两者于临床都具有重要的指导意义。

二、推崇仲景法治

许氏十分尊崇仲景法治，《伤寒九十论》61 则经方医案，多是将临证所得脉证与《伤寒论》条文相对照，严格依照经文选用经方，很少有加减变化。谨遵经旨、原方应用是《伤寒九十论》应用经方的突出特点之一。如桂枝加厚朴杏子汤证三治一武弁案，病因惊吓后饱食解衣受寒而起，诸医以伤食、外感杂治数日，已经吐下，反致昏困喘息。许氏抓住其主症，合《伤寒论》43 条"太阳病，下之微喘者，表未解也，桂枝加厚朴杏子汤主之"之意，以原方用之，一服而愈。

对于方药的运用，许氏亦有精当的论述。以《伤寒发微论》为例，全书 22 篇，有关治则、方药的论述就占了大半。如论伤寒慎用丸药，论桂枝、麻黄、青龙用药之证，论桂枝汤用赤、白芍药不同，论桂枝、肉桂的区别使用等均颇值后学研讨。现举其对桂枝、麻黄、青龙三方证的阐述，以窥其独创见解。

许氏认为，太阳中风的病机是"风伤卫，则风邪干阳气，阳气不固……表虚"，故当以桂枝汤调和解肌；太阳伤寒的病机是"寒伤营，则邪干阴血"，并犯及卫气，故当以麻黄汤发汗解表；倘若中风见寒脉，伤寒见风脉，乃风寒两伤营卫，治当以青龙汤，但

"必须形证谛当，然后可行"。其中，对病机的论述始于王叔和，对方剂的辨治源于孙思邈。而许氏的高明之处，就在于他把王、孙二家之说有机地联系起来，从而使伤寒太阳"三纲鼎立"之说得以彰明，对后世影响甚大。明代方有执对《伤寒论》太阳病篇的修订，实是在许氏的基础上加以归类和扩充而成。

三、临证讲求通变

经长期揣摩并临证实践，许氏认为运用仲景经验，尤要灵活通变，方能应临证之万变。

如《伤寒九十论·夜间不眠证》中载陈姓士人案："初得病，身热脉浮，自汗，医者麻黄汤汗之，发热愈甚，夜间不得眠，头重，烦闷，悸悸然。中风强责汗之过也。仲景云，太阳病，发汗后，大汗出，胃中干燥，不得眠，其人欲得饮水者，少少与之，令胃气和则愈。先与猪苓汤，次投以当归、地黄、麦门冬、芍药、乌梅之类为汤饮之，不汗而愈……阴虚则夜不得眠也。故津液内竭，胃中干燥，独恶于阳，用无所归，其候如此。故以当归、地黄补血，用乌梅以收之，故不汗自愈。"《伤寒论》71条云："太阳病，发汗后，大汗出，胃中干，烦躁不得眠，欲得饮水者，少少与饮之，令胃气和则愈。"证乃汗不得法，大汗伤津所致。其治法以和胃气，养胃津为准则。本案中许氏紧紧抓住津亏血虚，胃中停水这个病机关键，遵《伤寒论》和胃气之法则，先用猪苓汤滋阴利水，水去而不伤阴，再投归、地等养血滋阴之剂而愈。许氏遵仲景法而异其方，治疗灵活通变，确是高明。

又人体有老壮不同，体质有盛衰之异，虽患同一病证，但其治必有区别。老者体弱不耐攻下，壮者体强补益宜慎，这就是《内经》所谓"因人制宜"的治疗原则。对这些原则，许氏认为在具体运用时也不可机械地奉为教条，以免作茧自缚。如《伤寒九十·论阳明可下证》案："一武弁，李姓，在宣化作警，伤寒五六日矣。镇无医，抵郡召予。予诊视之，其脉洪大而长，大便不通，身热无汗，此阳明证也，须下……论曰：老壮者形气也，寒热者病邪也。脏有热毒，虽衰年亦可下；脏有寒邪，虽壮年亦可温。要之与病相当耳。失此，是致逮毙也，谨之。"老年体弱，壮年质强，治疗要"因人制宜"，这只是一般的原则。对每一具体病证治疗又须变通，总以辨证为准绳，药证相对，方不致误。因人制宜与辨证论治是统一的，不是矛盾的。

许氏对每一病证都进行了详细深入的辨证论治。如《伤寒百证歌·腹满歌》论"腹满"一症："太阴腹满必时痛，合病腹满身体重，阳明腹满口苦干，微喘小柴胡可用。谷疸之时且调胃，潮热更兼便不利。勿夸大下使之虚，微和胃府宜承气。下后心烦而腹满，栀子厚朴汤宜尔。汗后厚朴最为佳，吐后小承当审谛。太阴桂枝芍药汤，大实大黄汤可治。"指出背恶寒有三阳合病与少阴感寒之辨，辨证关键在于口和与否。其治疗是三阳合病用白虎抑阳退热，少阴感寒用艾灸，或附子汤以温经祛寒。下条腹满，许氏指出：太阴腹满以时痛为特点，治以桂枝加芍药汤；大痛而实，用桂枝加大黄汤。三阳合病腹满，以身体重难以转侧为特点：阳明腹满，以口苦咽干微喘，发热脉浮而紧为辨，治可用小柴胡汤以和之；谷疸腹满乃误下所致，治宜调胃气；阳明潮热便秘之腹满，以小承气汤微和胃腑，勿令大下；伤寒误下，心烦腹满，卧起不安者，用栀子厚朴汤；汗后腹满，用厚朴五物汤；吐后腹满，用小承气汤。许氏将多种不同病机所致的腹满证候，置于一处辨治，使仲景辨证论治旨意昭然若揭。又变三阴三阳病辨治为表里虚实辨治，发展了仲景学说，便于临床应用，足见许氏临证的确善于变通。

四、善于化裁经方

许氏治疗伤寒主要取法于《伤寒论》，并多用仲景原方。在此基础上，许氏又善于根据具体证情对经方加减化裁，或创立新方以适应临床。其在《伤寒发微论》言："予读仲景书，用仲景之法，然未尝守仲景之方，乃为得仲景之心也。"如《伤寒九十论》中有三案：①热入血室证十六，治毗陵学官王仲景妹，先用一呷散，再用小柴胡汤加生地黄，是对小柴胡汤的加味；②少阳证三十三，治市人周姓者，先用牡蛎四逆汤定惊悸，后用小柴胡汤，而牡蛎四逆汤是四逆的变方；③发黄证四十六，治一豪子病，用茵陈汤调五苓散与之，是对茵陈五苓散的化裁。

又如所创真珠丸治疗肝经阴虚，内受风邪状若惊悸之证，该方系由《金匮要略》酸枣仁汤化裁而来。《金匮要略》用酸枣仁为君，以补肝阴之虚，略加川芎调血养肝，茯苓、甘草培土生血以荣木，知母降火以除烦，是平调土木之剂。而真珠丸则取真珠母、龙齿二味直入肝经以镇飞扬浮越之神魂，用枣仁、柏子仁补肝肾之阴虚，当归、地黄补血养肝，人参、茯神培土荣木，从而融定魂与补虚于一炉，发展了前人理论，并在临床上取得了良好的效果。清末名医张山雷曰："近世平肝息风之法，知有珍珠母者，实自叔微此方（即真珠丸）开其端。"

又如双和散，即四物汤与黄芪建中汤相合而成，功能补血益气，治虚劳少力之证。许氏曾记："予制此方，止是建中、四物二方而已。每伤寒疟疾、中暑，大疾之后，虚劳气乏者，以此调治皆验。不热不冷，温而有补。"（《本事方·补益虚劳方》）

又如许氏创破阴丹治"阴中伏阳"之证。阴中伏阳，主要症见六脉沉不见、深按至骨则沉紧有力，头痛身温烦躁，指末皆冷，中满恶心等。此证似与伤寒论少阴病白通加猪胆汁汤证相同，实则大异。白通加猪胆汁汤证因泄利不止，干呕而烦，厥逆无脉，病机属虚阳上浮；而此证不因汗吐下，当无阴液阳气失亡，病机乃阳伏阴中，水火升降失司之寒热格拒之证。虽六脉沉不见，但深按至骨沉紧有力；虽指末厥冷，但身温、中满。与白通加猪胆汁汤证大有不同之处。许氏分析，若用热药则为阴邪隔绝，反生客热；若用冷药，则伏火愈见消铄。故自制破阴丹（硫黄、水银、陈皮、青皮，厚面糊丸，冷盐汤下或冷艾汤下），使火升水降，得汗而解（《本事方·伤寒时疫》）。许氏在前人的基础上，创造了大量的治法和方剂，而补前人之不足。

（原文发表于《湖南中医药大学学报》2006年12月第26卷第6期）

柯琴临床思维方法简述

　　柯琴，字韵伯，号似峰，清代浙江慈溪人（今余姚丈亭），后迁吴之虞山（今江苏常熟），其生卒年代不详，有史料记载约生于1662年，卒于1735年。好学博闻，亦工诗文。由科场失意，遂矢志攻医，精研岐黄之学。尝游京师，惜无所遇，归过吴门，适叶桂医有盛名，因栖息虞山，闭门读书，不显医名，慨然著书立说，暗度金针。柯氏对《内经》《伤寒》等均深有研究，曾著有《内经合璧》一书，惜已亡佚不传。精伤寒之学，著《伤寒论注》《伤寒论翼》《伤寒附翼》三部，合为《伤寒来苏集》八卷。

　　《伤寒论注》四卷，是柯氏将《伤寒论》原文，依据六经的方证，分立篇目，重加编次而成。首卷先立总纲一篇，汇集了《伤寒论》中总论伤寒之条文，并分别予以注释，使人开卷便知伤寒脉证得失之大局；其次，依六经之序分述各经之脉证。各经之中，亦先立总纲，意在使人读此便知本经之脉证大略；然后以证为主（如麻黄汤证、桂枝汤证）各分篇目，把《伤寒论》中条文，各以类从，并分别予以校正、疏注、阐发。

《伤寒论翼》二卷，主张《伤寒论》之六经辨证方法是为百病立法，而非单指伤寒。正如此书"全论大法第一"中云："按仲景自序言作《伤寒杂病论》合十六卷，则伤寒杂病未尝分两书也。凡条中不冠伤寒者，即与杂病同义。如太阳之头项强痛，阳明之胃实……等证，是六经之为病，不是六经之伤寒，乃是六经分司诸病之提纲，非专为伤寒一证立法也。"其上卷七篇，概括阐明了六经的含义、治法及合病、并病、温、暑、痉、湿等病，意在使读者领会六经辨证，不仅适用于伤寒，也适用于杂病。下卷七篇，论述了六经病解及制方大法。

《伤寒附翼》二卷，是论方专书，主要剖析《伤寒论》诸方。取分经论方之法，每经诸方之前均列总论，以阐述本经立法之要。对于每一方剂，均分别列述其组成意义和使用法则。

总之，《伤寒来苏集》从《伤寒论》的编次方法到证、治、方、药及适用范围进行了全面探讨。在编次上，既不赞成王叔和之编次法，又反对方有执等人的"三纲鼎立"说，主张"以方名证，证从经分"。如将太阳病分为桂枝汤证、麻黄汤证、葛根汤证等十一类。柯氏这种研究方法对临床有着现实意义。在学术思想上，柯氏尊仲景理法，认为仲景之六经为百病立法，视其为阐述辨证论治规律的专书，从而扩大了《伤寒论》的应用范围。此外，对六经要领提出了自己的独特见解，认为六经为六个地面分区，为后世对六经的研究开辟了新的途径。

由于本书注重理法，精究伤寒之幽微，又与临床联系较紧，故颇为后世医家所推崇，影响较大。如徐大椿的《伤寒类方》基本上采用了此书分类法；罗东逸《古今名医方论》也较多地收录了柯氏的论点。所以，此书堪称学习和研究《伤寒论》的范本。

现就《伤寒来苏集》中所反映的柯琴临床思维方法简述如次。

一、以"经界"释六经

《伤寒论》六经是仲景辨证论治学术思想与方法的精华，准确地理解六经是正确运用六经辨证方法的基础。历代医家对伤寒六经认识不一，争论纷纭，有经络说，有脏腑说，有气化说，有部位说，有阶段说，有症候群说，有六病说等，见仁见智，各持其理。柯氏远取诸物，近取诸身，以地理、兵法作比喻，将六经喻为"地面"，将经络喻为"道路"，"道路"小且处于"地面"中，能通达全身，"六经"即是人体六块"地面"。

柯氏在《伤寒论翼》中说："叔和不知仲景之六经是经界之经，而非经络之经，妄引《内经》热论作序例，以冠仲景之书，而混其六经之证治，六经之理因不明。"否认"六经"来源于《素问·热论》的观点，而提出六经理论应源于《素问·皮部论》："按皮部论云，皮有分部，脉有经纪，其生病后异，别其部分，左右上下，阴阳所在，诸经始终，此仲景创立六经部位之原。"柯氏提出："仲景之六经，是经界之经，而非热病之六经，专主经脉为病，但有表里之实热，并无表里之虚寒，虽因于伤寒，而已变成热病，故竟称为热，而无恶寒证，但有可汗可泄之法，并无可温无补之例也。"又说："仲景之六经，是分六区地面，后该者广，虽以脉为经络，而不专在络上立说。凡风寒温热，内伤外感，自表及里，有寒有热，无所不包。"《素问·热论》的六经分证比较局限，只限于表里之阴阳，未言及寒热虚实之阴阳，其病位也只是经络之分布。其三阳经证候都是仲景的太阳证，其三阴经证候都是仲景的阳明承气证。而仲景的少阳证和三阴证，则为其所不备的。

柯氏从地理上论述六经，谓"六经犹列国也""腰以上为三阳地面，三阳主外而本乎里""腰以下是三阴地面，三阴主里而不及外"。具体把六经地面划分为：①太阳经，内自心胸，外自颠顶，后至肩背，下及手足，内合膀胱；②阳明经，内自心胸，至胃及肠，外自头颅，由面及腹，下及手足；③少阳经，由心至咽，出口颊，上耳目至颠，外自胁内属胆；④太阴经，自腹由脾及肠、魄门；⑤少阴经，自腹至两肾及膀胱溺道；⑥厥阴经，自腹由肝，上膈至心，从胁下及小腹宗筋。

柯氏将人体划分为六区地面，认为此六区地面，内接脏腑，外连肢体，上达颠顶，下及胸腑；在部位上相互嵌合，功能上相辅相成，正常时相互为用，异常时相互影响。此种划分，生理上可以囊括人体全部功能，病理上充分反映人体的各种病变。

柯氏还认为，某一经地面受邪，就出现某一经脉证，形成某一经病证。某一经地面受邪后，犯及另一经地面，或二经或二经以上的地面同时受邪，出现二经或二经以上的脉证，就形成了合病与并证。至于六经的传变关系，柯氏认为是一经地面之邪气转移到另一经地面的结果。并且指出："太阳地面最大，内邻少阴，外邻阳明，故病有相关。"还曰："太阴阳明，地面虽分，虽无阻隔，元气有余则邪入阳明，元气不足则邪入太阴。""少阳厥阴，同一相火，相火郁于内是厥阴病，出于表是少阳病。"认为太阳与少阴，阳明与太阴以及少阴与厥阴，它们之间的地面关系密切，所以相互传变也多。

柯氏又曰："更请以兵法喻，兵法之要，在明地形。先必明六经之路，才知贼寇所从来，知某方是某府来路，某方是某郡去路，来路是边关，三阳是也；去路是内境，三阴是也。六经来路各不同，太阳是大路，少阳是僻路，阳明是直路，太阴近路也，少阴后路也，厥阴斜路也。客邪多从三阳来，正邪多由三阴起，犹外寇自边关至，难民自内地生。明六经地形，始得把握百病之枢；详六经来路，乃得操治百病之规则。"柯氏的思路在于明六经之来路而见病知源，明病机，测进退，知常达变，治中寓防。

仲景《伤寒论》全书并无"六经"之名，而只有太阳、阳明、少阳、太阴、少阴、厥阴之名，三阴三阳中的"太""少"实际上反映了阴阳气血盛衰的情况。柯氏的六经为"经界"论，比较准确地理解了《伤寒论》六经辨证的实质，他说："夫风寒暑湿之伤人，六经各有所变，而发见之脉不同，或脉同而证异，或脉证皆同而主证不同者，此经气之有别也。盖六经分界，为九洲之风土人物虽相似，而衣冠、饮食、言证、性情之不同，因风土而各殊，则人身表里之寒热虚实，亦皆因经气而异也。"

　　明确了六经的实质，确定了六经的病位、病证，再据此而立法处方，这是柯氏"经界"说辨证论治思想的精髓。

二、六经为百病立法

　　唐宋以来，医家认为《伤寒论》是辨治外感热病的专书，柯琴并不赞同这种看法。他认为："原夫仲景之经，为百病立法，不专为伤寒一科。伤寒、杂病，治无二理。"而造成这样误解的，是王叔和将伤寒和杂病划为二书分论，致使后人误以为六经是为伤寒一病而设，与他病无关。他在《伤寒论翼》中说："按仲景自序言作《伤寒杂病论》合十六卷，则伤寒杂病未尝分两书也。凡条中不冠伤寒者，即与杂病同义。如太阳之头项强痛，阳明之胃家实，少阳之口苦咽干目眩，太阴之腹满吐利，少阴之欲寐，厥阴之消渴、气上撞心等证，是六经之为病，不是六经之伤寒。乃是六经分司诸病之提纲，非专为伤寒一证立法也。观五经提纲，皆指内证，惟太阳提纲为寒邪伤表立……因太阳主表，其提纲为外感立法，故叔和将仲景之合论全属伤寒。不知仲景已自明其书不独为伤寒设，所以太阳篇中先将诸病线索逐条提清，比他经更详也。其曰：太阳病或已发热，或未发热，必恶寒体痛呕逆，脉阴阳俱紧者，名曰伤寒。是伤寒另有提纲矣。此不特为太阳伤寒之提纲，即六经伤寒总纲，亦不外是。观仲景独于太阳篇，别其名曰伤寒，曰中风、曰中暑、曰温病、曰湿痹，而他经不复分者，则一隅之举，可以寻其一贯之理也。其他结胸、脏结、阳结、阴结、瘀热发黄、热入血室、谵语如狂等症，或因伤寒，或非伤寒，纷纷杂沓之中，正可思伤寒杂病合论之旨矣。盖伤寒之外皆杂病，病名多端，不可以数计，故立六经而分司之。伤寒之中最多杂病，内外夹杂，虚实互呈，故将伤寒杂病合参之，正以合中见泾渭之清浊，故扼要法也。"

　　确如柯氏所言，《伤寒论》中一些条文，实系杂病或外感与杂病相兼。如"伤寒脉结代，心动悸，炙甘草汤主之"，患者有心悸宿疾，心阳不振，心血不足，复罹伤寒，由于正虚已甚，不堪发汗，故先以炙甘草汤补心阳、滋阴血，以其正胜邪却，是先治杂病者；小青龙汤治"伤寒表不解，心下有水气"，是太阳表寒兼水饮内伏的表里双解之法；素有悬饮"心下痞，硬满，引胁下痛，干呕，短气"者，复病太阳中风，则先解其表，"表解者，乃可攻之……十枣汤主之"，是先治外感，后治杂病者。类似条文还有不少。临床上单纯外感或单纯杂病相对容易诊断，而两者夹杂时，往往疑似难辨，此时辨证论治便显得更加重要。仲景外感、杂病合论的苦心，在于盘根错节处教人如何辨表里寒热虚实，如何识标本先后缓急，如何用汗下和吐温清消补，种种常中之变、变中之常，正是大匠示人以规矩处。若拘于外感专书之说，不惟条文难以索解，更不会灵活使用仲景之方，且失平脉辨证之精髓。

　　柯氏还强调说："明六经地形，始得握百病之枢机。详六经来路，乃得操治病之规则。"实乃对《伤寒论》方治百病提供了理论依据，从而指导医者拓展临床应用范围。柯氏这一观点受到后世医家的赞誉，正如曹禾在《医学读书志》中评曰："伤寒、杂病异轨同辕，六经本为百病立法，不专击伤寒，实传仲景数千年未火之薪，厥功伟矣。"

三、以方类证，证从经分

《伤寒论》的核心就是辨证论治，柯氏深得仲景心法。因此，在柯氏的整个临证思想体系中，贯穿始终的就是"辨证论治"。他对六经的理解，对方证的注解，莫不如斯。

柯氏认为，《伤寒论》一书自经王叔和编次后，仲景原篇不可复见，虽于章次有所混淆，离仲景面目还不甚远。惟经方有执、喻嘉言各为更定，便距仲景辨证论治原旨更加遥远了。因此，他对"三百九十七法""伤营伤卫，三纲鼎立"诸说，均持反对意见。

"三百九十七法之言，既不见于仲景之序文，又不见于叔和之序例，林氏倡于前，成氏、程氏和于后，其不足取信王安道已辨之矣。独怪大青龙汤，仲景为伤寒中风、无汗而兼烦躁者设，即加味麻黄汤耳。而谓其伤寒见风，又谓之伤风见寒，因以麻黄汤主寒伤营，治营病而卫不病；桂枝汤主风伤卫，治卫病而营不病；大青龙主风寒两伤营卫，治营卫俱病。三方割据，瓜分太阳之主寒多风少，风多寒少，种种蛇足，羽翼青龙，曲成三纲鼎立之说，巧言簧簧，洋洋盈耳，此郑声所为乱雅乐也。"

他认定论中广泛存在着太阳证、桂枝证、柴胡证等，必然它是以辨证为主的，要想把《伤寒论》的理论运用于临床，最实际的就在于弄清楚仲景的辨证思路与方法。因此，他主张不必孜孜于考订仲景旧论的编次，最重要的是要把仲景辨证的心法阐发出来。他将《伤寒论》的条文以六经分为太阳、阳明、少阳、太阴、少阴、厥阴等脉证，再从六经脉证里列出本经的纲领性条文作为总纲，最后以方类证，分别集中该汤证的相关条文，并加以讨论和发挥。这种"分篇各论，挈其大纲，详见细目，证因类聚，方随附之"的注疏方法，别开生面，独具一格。正如柯氏本人所言"以症名篇，而以论次第之，虽非仲景编次，或不失仲景心法"。例如:《太阳篇》他汇列了桂枝汤、麻黄汤、葛根汤、大青龙汤、五苓散、十枣汤、陷胸汤、泻心汤、抵当汤、火逆、痉湿暍等十一证类。桂枝汤证类，汇辑有关脉证 16 条，桂枝坏证 18 条，桂枝疑似证 1 条；有关桂枝证的 18 方，如桂枝二麻黄一汤、桂枝加附子汤等统列于此。麻黄汤证类，汇辑有关麻黄汤脉证 14 条，麻黄汤、柴胡汤相关脉证 1 条，汗后虚证 8 条，麻黄汤变证 4 条，有关麻黄证 5 方如麻黄汤、麻杏甘石汤等统列于此。其他诸证，无不如此类分条例。如栀子豉汤、瓜蒂散、白虎汤、茵陈汤、承气汤等证，便列入《阳明篇》；柴胡汤、建中汤、黄连汤、黄芩汤四证，列入《少阳篇》；三物白散证列入《太阴篇》；麻黄附子汤、附子汤、真武汤、桃花汤、四

逆汤、吴茱萸汤、白通汤、黄连阿胶汤、猪苓汤、猪肤汤、四逆散
等证，列入《少阴篇》；乌梅丸、白头翁汤、热厥利、复脉汤、阴
阳易、诸寒热等证，列入《厥阴篇》。

各方证的归属和顺序安排也不是凌乱无章的，而是按证候的性
质和形层浅深加以排列。例如，每一大证类下，又汇列了有关的方
证以及变证、坏证、疑似证等，如在桂枝汤证大类下，汇辑有关脉
证 16 条，桂枝汤坏证 18 条，桂枝疑似证 1 条，又附以加减方，如
桂枝麻黄各半汤、桂二麻一汤、桂枝加附子汤、桂枝去芍药生姜加
人参汤等 19 首。又如太阳病的方证排列顺序：桂枝、麻黄、葛根、
青龙、五苓、十枣、陷胸、抵当等证，就体现出病势由表及里、自
上而下的演变规律。柯氏按方类证及其排列方式，实际上是把一个
个方证看成独立而又彼此联系的证候，能全面体现出各个方证的脉
证和病机，从而克服了仲景条文或单提一脉，或单提一症，又彼此
不连贯叙述的缺陷，因而颇为实用。柯氏不拘于仲景旧论的考订，
着重辨证论治精神的阐发，深受后世医家的推崇。在他的启发下，
后世有按法类证、按因类证、按症类证、按理类证等，从不同角度
更深刻地揭示仲景辨证论治规律。

四、随证立方，方不拘病名、经络

对于《伤寒论》方的运用，柯氏认为仲景唯求随证立方，不必

拘于病名与经络。如《伤寒翼·制方大法》云："仲景制方不拘病之命名，惟求症之切当，知其机，得其情。凡中风、伤寒、杂病、宜立某方，随手拈来，无不活法。"因而其所治病证"只有表里、寒热、虚实之不同，并无伤寒、中风、杂证之分别"。

柯氏很赞同仲景诸方随证而设。他认为证有表里、寒热、虚实之异，治有发表攻里、祛寒除热、补虚泻实之法，随法立方，灵活应用。如对桂枝汤治中风而不治伤寒，麻黄汤治伤寒而不治中风之论，柯氏细析《伤寒论》原文 42 条："太阳病，外证未解，脉浮弱者，当以汗解，宜桂枝汤。"既言太阳病，则可以是太阳中风，也可以是太阳伤寒，然不论中风、伤寒，只要见脉浮无力，知患者正气偏虚，不堪麻黄汤之峻汗，便应以桂枝汤为宜。56 条："伤寒不大便六七日，头痛有热者，与承气汤。其小便清者，知不在里，仍在表也，当须发汗。若头痛者，必衄，宜桂枝汤。"也是示人活法，知伤寒亦有用桂枝汤者，关键在于察脉辨证，分别表虚、表实。对于持"风伤卫、寒伤营、风寒两伤营卫"作为桂枝汤、麻黄汤、大青龙汤的使用标准者，柯氏则做了辩驳，认为风寒有轻重，中人有深浅。一不能泥定风只伤卫、寒只伤营，盖卫行脉外、营行脉中，岂有营病而卫不病之理？且营卫同为水谷之气与吸入之清气化生，两者可分而不能截然分开，因此以营卫凿分风寒，误矣。二不能认为中风一定轻，伤寒一定重，仲景所谓"太阳中风，脉浮紧"，即中风重者；"伤寒脉浮缓"，即伤寒之轻者。只要见"不汗出而烦躁"，是风寒外闭、里有郁热之象，就可用大青龙汤。试问"风寒两伤营卫"，而无里热见症，大剂石膏岂非诛伐无辜？故柯氏曰：
"要知仲景立法，因证而设，不专因脉而设。大青龙汤为风寒在表
而兼热中者设，不专为无汗而设，故中风有烦躁者可用，伤寒而烦
躁者亦可用。盖风寒本是一气，故汤剂可以互投。"并进一步指出，
桂枝汤不仅可以治太阳中风、太阳伤寒，还可以治疗杂病。《伤寒
论》原文53条："病常自汗出者，此为荣气和，荣气和者外不谐，
以卫气不共荣气谐和故尔。以荣行脉中，卫行脉外，复发其汗，荣
卫和则愈，宜桂枝汤。"54条："病人脏无他病，时发热自汗出……
宜桂枝汤主之。""病常自汗出""时发热自汗出"显系杂病，用桂
枝汤调和营卫，即可治愈。柯氏说："愚常以此汤治自汗、盗汗、
虚疟、虚痢，随手而愈。"洵非虚语，临床证之，桂枝汤对于一些
内伤低热不退、慢性泄泻、荨麻疹、妊娠恶阻等属营卫不和者均有
佳效。而白虎汤，伤寒、温病可用之，杂病中消渴、痹证、痿证等
亦常用之，更可证"仲景立方不拘病名"之论的精当。

　　柯氏还指出仲景立方亦不拘于经络是"六经各有主治之方，而
他经有互相通用之妙"，其用法总以相同见证为依据，而不为六经
所局限，即所谓"合是证便用是方，方各有经而用不可拘"。如桂
枝汤为太阳病营卫而设，但诸经之病在营卫者皆可用之；抵当汤
为太阳瘀血在里而设，而阳明蓄血亦可用之。又如吴茱萸汤为阳
明虚寒证之主方，然又可治少阴病、厥阴病。《伤寒论》云："食谷
欲呕，属阳明也，吴茱萸汤主之。"（243条）"少阴病，吐利，手
足厥冷，烦躁欲死者，吴茱萸汤主之。"（309条）"干呕，吐涎沫，

头痛者，吴茱萸汤主之。"（378 条）还有猪苓汤既可治阳明胃热津亏兼水气内停者，亦可治少阴病阴亏内热、水饮不化者；阳明病热炽水竭者用大承气汤急下之，少阴病水乏不堪热劫者亦当以此汤急下之。这正是仲景立法用方之灵活处，体现了辨证论治的精神。

柯氏独具慧眼，将《伤寒论》按"以方类证"的方法进行编排，示人以活法，令后人更好地领会仲景平脉辨证的精髓。

（原文载于《伤寒论思维与辨析》，中国中医药出版社，2006 年3 月，第 264 ~ 270 页，现略有改动）

尤在泾的临证风格

───────────────────────────────────●

　　尤怡（？—1749），字在泾（一作在京），号拙吾，又号饲鹤山人，清代长洲（今江苏吴县）人。家贫而笃学，工诗善书，淡泊名利，曾鬻字于佛寺，与同郡顾秀野、沈德潜等为挚友。学有渊源，少时曾从师马元仪学医。马有医名，从游者甚众，得尤怡而喜甚，谓"吾今得一人，胜得千万人"。尤怡业医，初不著于时，而晚年医术益精，为人治病多奇中，遂名噪三吴。然不求闻达，欲晦姓名，乃隐居花溪，著书自得。所著除《伤寒贯珠集》八卷外，还有《金匮要略心典》三卷，《金匮翼》八卷，《医学读书记》二卷，《静香楼医案》一卷。怡颇有诗名，著有《北田吟稿》。沈德潜编《清诗别裁》，内收尤怡诗词九首，并云其写诗"不求人知，而重其诗者，谓唐贤得三昧，远近无异词"。又据《吴县志·艺术》载，尤怡亦"间作古文时文，绝类唐荆川"（唐荆川，名顺之，明代文学家）。由此可见，尤怡于医学之外，兼擅诗文书法，为一多才多艺者。尤怡平生于仲景学说致力甚深，最有心得，同时师法百家，广采博取，融会贯通，故临证有奇效。其临证经验，后经江阴名医柳宝诒择其精者十之四五，录入《柳选四家医案·静香楼医案》刊行于世。

《伤寒论》是一部重要的经典著作，自金代成无己以下，历代有关《伤寒论》的注本和研究性著作有数百家之多。尤氏对仲景学说的研究倾注了几十年的心血，编撰了《伤寒贯珠集》《金匮要略心典》和《金匮翼》三书。而《伤寒贯珠集》是其中备受推崇的佳作，被视为学习《伤寒论》的津梁，后世学者"由是而进，则义之可疑者始明，理之难晓者自显"，可从而穷本溯源。《伤寒贯珠集》根据《伤寒论》六经分篇，以法（如正治法、权变法、斡旋法、杂治法等）重新编次《伤寒论》条文；于每经之首均列"条例大意"，以阐明本经证治之大要，从而使《伤寒论》辨证施治精髓如雪亮月明，令后学一目了然。《伤寒贯珠集》一书，上承柯韵伯的《伤寒来苏集》及钱天来的《伤寒溯源集》。其最主要的特点，是在编排结构上突出治法，以法类证。《金匮要略心典》《金匮翼》是尤氏集十年寒暑的心得之作，是针对杂病辨证施治而编写的专著，对《金匮要略》中所载疾病进行了重新归类和补充，集中表现了尤氏研究杂病的心得体会和临床治疗经验总结。

尤氏作为清代杰出医家，"自轩岐以迄近代诸书"（《医学读书记》），无不博览，但其最为尊崇的是仲景学说。正如柳宝诒所说："先生博极群籍，尤服膺仲景之书，所著《伤寒论》《金匮》两注，上溯仲景心传，独抒己见。"（《增评柳选四家医案》）。其医案中案语重议论，或推阐病源，或明辨治法，皆能依据经典理论对病情做出分析，阐明自己的观点。尤氏一生所治验案无数，临证思维严谨，形成自己独特风格。其注重以法类证，以证论治，论病则源流俱澈，辨证精当，切中脏腑病机；论治则善用经方，又能灵活化裁，绝不蹈袭成方。同时博采众长，功力深厚，不同凡响。

一、以法类证，以证论治

尤怡对于外感伤寒的辨治，自有其独到之处，他在《伤寒贯珠集》中"略引大端于前，分别纲目于后"，将太阳、阳明、少阳、太阴、少阴、厥阴六经按正治法、权变法、斡旋法、救逆法、类病法、明辨法、杂治法、少阳刺法及少阴清法、下法、温法等分列，以便提纲挈领，掌握各经病变及治法。如太阳、阳明、少阳各有正治法，"审其脉之或缓或急，辨其证之有汗无汗"，从而解之汗之，为太阳正治法；阳明经病有传变自受之不同，腑病有宜下宜清宜温之各异，为阳明之正治法；用小柴胡汤一方和解表里，为少阳之正治法。太阳、少阳各有权变法，太阳篇内以"人体气血有虚实之殊，脏腑有阴阳之异"，虽同为伤寒之候，不得竟从麻桂之法，而分别有小建中汤、炙甘草汤、大小青龙汤等，是为太阳权变法。少阳有汗下之禁，而和解却兼有汗下之法，如柴胡加桂枝汤、柴胡加芒硝汤、大柴胡汤、柴胡桂枝汤之类，是少阳的权变法。太阳还有斡旋、救逆、类病三法，若汗出不彻而传变他经及发黄、蓄血，或汗出过而并伤阳气，乃有更发汗及用真武汤、苓桂甘枣汤等，是为斡旋法。或当汗而反下，或既下而复汗，致有结胸、痞满、协热下利诸变，乃用大小陷胸汤、诸泻心汤等，是为救逆法。至于太阳受邪而见风温、温病、风湿、中湿、湿温、中暍、霍乱诸证，形似伤寒，而治法迥异，是为类病法。阳明尚有明辨、杂治法，如经腑相连，虚实交错，或可下或不可下，或可下而尚不能下，及不可大下，故有脉实、潮热、转矢气、小便少等之异，以及外导润下之别，是为明辨法。如病变发黄蓄血诸证，非复阳明胃实及经邪留滞之可比拟，或散或下，当随证而异其治，是为杂治法。太阴病有经脏之分，故有解表温里及先里后表法。少阳厥阴，亦各有温清诸法。各经诸法，不一一列举。总之，是以治法为纲，证方为目，这种方法，尤怡自谓可令"千头万绪，总归一贯，比于百八轮珠，个个在手矣"。

二、善用经方，灵活化裁

尤怡一生倾注了几十年心血研究仲景之学，殚精研思，颇有心得。尤氏精研仲景，尊崇仲景，在临证中更是善于灵活应用仲景经方，出神入化。《静香楼医案》(以下简称《医案》)充分体现了尤氏善用经方，灵活化裁的特点。该书共计收录 200 余案，大多为应用经方或化裁经方者。案中应用肾气丸、桂枝汤、理中汤、旋覆代赭汤、麦门冬汤、橘皮竹茹汤等方的案例颇多，其中有用原方者，如用麻杏薏甘汤治肺气壅滞的肿胀喘息，八味丸治肾阳亏虚的阴缩、精出、汗泄，麦门冬汤治虚劳失音、胃弱便溏。然而更多的是化裁经方而不离古方之义的，如肾气丸方《医案》中广泛用于肿胀、中风、哮喘、咳嗽、痰饮、虚劳、遗精、黄疸、齿痛等病。如尤氏治"久咳喘不得卧，颧赤足冷，胸满上气，饥不能食。此肺实于上，肾虚于下，脾困于中之候也。然而实不可攻，始治其虚；中不可燥，始温其下"，方用金匮肾气丸；"两寸浮大，关尺沉小，气上而不下，喘咳多痰……宜以肾气丸，补而下之"；治"肿胀之病，而二便如常，肢冷气喘，是非行气逐水之法所能愈者矣。当用肾气丸，行阳化水"；治黄疸，"面黑目黄，脉数而微，足寒至膝，皮肤爪甲不仁。其病深入少阴，而其邪则仍自酒湿得之及女劳也"，方用肾气丸；治杂病，阴缩、精出、汗泄，认为是"真阳气弱，不荣于筋则阴缩，不固于里则精出，不卫于表则汗泄。此三者，每相因而见，其病在三阳之枢，非后世方可治。古方八味丸，专服久服，当有验也"；治"中年以来，内聚痰饮，交冬背冷喘嗽，必吐痰沫，胸脘始爽。年逾六旬，恶寒喜暖，阳分之虚，亦所应尔……肾气丸减肉桂，加北五味、沉香"。其运用肾气丸的变化规律：一是去附子加味，一是去肉桂加味。引火归原时，认为附子走窜而不能收纳，故去之，而加五味子、牡蛎、牛膝等药；补肾纳气、摄降冲气时，酌加沉香、牡蛎、菟丝子、补骨脂等味；补火生土，则去肉桂，加沉香、椒目；若有水饮、痰湿者，则增车前子、椒目等渗化水湿。综上所述，尤氏对肾气丸的应用，真可谓得心应手，出神入化。而对其他经方之运用也是游刃有余，如《医案》下卷呕哕门治疗呕不能食、反胃、食入则噎、食格不下等多用旋覆代赭汤、橘皮竹茹汤加减化裁。如胃虚有热之呕不能食，用橘皮竹茹汤酌加石斛或芦根、粳米以清养胃阴（呕哕门）。胃虚而痰浊上逆则宗旋覆代赭汤，中气大衰而脉涩者用人参、麦冬益气阴；气郁痰凝者，多去人参、甘草，加郁金、川贝母、枇杷叶以开肺郁，用二陈汤以化痰浊。治蛔厥则宗乌梅丸之苦辛酸法，苦如川楝子、黄连，辛如桂、椒、姜，酸如乌梅，不用乌梅丸原方而仲景之立法之义已明（脘腹痛门）。案中处方用药轻灵，配伍精当，始终注重在以法治病，深得仲景辨治心法。

三、辨证论治，圆机活法

尤氏深受仲景之影响，辨证精当，丝丝入扣，又能圆机活法，论治精辟。其治病立法，首重辨证。强调"必知前哲察病机，宜与治疗之方法"。故凡寒热虚实疑似之间，必细揣病机，求责有无盛虚，"从而损益之"。其对血证、中风、痰病之论治，颇有见地，灵活多变，对后世产生深远影响。

1. 论治血证

尤氏治疗血证，其强调辨证论治，重视审证求因，而以正本清源为要。如论吐血，则分为风热、郁热、暑毒、蓄热、气逆、劳伤、阳虚、伤胃等八种，详考前贤方论得失，参以己见。一般认为，失血后阴血大亏，当先行补涩。尤氏则明辨其非，圆机活法，决不滥用收涩止血之品，而注重"先其所因"。如郁热失血者，主张"勿用止血之药，但疏其表，郁热得疏，血亦自止。若表已解而热不消，血不止者，然后以清热降血之药治之。若肺气已虚，客热不去，咳嗽咽干，吐血嗽血者，宜以甘润养血为主，而以辛药凉肺佐之"；气逆失血者，"必有胸胁满痛等症，宜芍药、陈皮、枳壳、贝母之属，行其气而血自下。或肝火因气而逆者，宜芍药、生地、丹皮、连芩之属，降其火而血自宁"。可见尤氏在血证治疗过程中，重视以祛瘀血为先务。瘀血之为物，不仅可作为失血的原发因素，也可由于其他因素致失血后，离经之血未尽排出，瘀滞于体内而成为新的致病因素。如对于蓄热吐血者，"热蓄血中，因而妄行，口鼻皆出，热如涌泉，膈上热，胸中满痛……或血是紫黑成块者"，主张用"生地、赤芍、茜根、丹皮、三制大黄、滑石、桃仁泥之属，从大便导之"。尤氏认为，瘀血不去则新血不守，所以正气虽虚，仍当以祛瘀为要。他说："凡呕吐血，若出无多，必有瘀于胸膈者，当先消而去之。骤用补法，血成瘀而热，多致不起。"这种"以祛瘀血为先务"的思想在《医案》里有具体反映。

2. 论治中风

尤氏论治中风，有三个特点：一是认为中风之为病，有外感之风，亦有内生之风，而"无论贼风邪气从外来者，必先有肝风为之内应，即痰火食气从内发者，亦必有肝风为之始基。设无肝风，亦只为他病已耳"，强调肝风在病发中风时的重要作用。故临床治中风，或平肝息风，或镇肝息风，或清肝息风，或豁痰息风，总以治肝风为首要。二是认为风气通于肝，"诸风掉眩皆属于肝"，故"中风之病，其本在肝"。而"虽五脏各有中风之证，然风在他脏，则又显他脏之证矣。岂如今人之所谓中风哉"？明确提出五脏各有中风，并于其后拟治疗之方，如肾风苁蓉丸、肺风人参汤、脾风白术汤、心风犀角丸、肝风天麻散等。三是认为中风为病，尚有脏腑经络浅深之异，须临病详察，以辨正邪虚实之故，决治法通塞之宜。即如：口眼歪斜，络病也，其邪浅而易治；手足不遂，身体重痛，经病也，邪差深矣，故多从倒仆后见之；卒中昏厥，语言错乱，腑病也，其邪为尤深矣。大抵倒仆之候，经腑皆能有之，其倒后神清识人者在经，神昏不识人者在腑耳。至于唇缓失音、耳聋目瞀、遗尿声鼾等症，则为中脏，病之最深者也。然其间经病兼腑病者有之，脏病连经者有之，腑脏经络齐病者有之。

尤氏论治中风，不但强调按病期、症状及所在脏腑运用相宜治法，而且重视论治所见诸症，分析各症的病机特点而治之，具有现实的指导意义。

3. 论治痰证

尤氏治痰，从病机处着眼，大法分明，纲举目张；法中有法，入细入微。其治痰共有七法，如消导法、攻逐法、和法、温化法、温补法、清化法、清润法等，体现其临证圆机活法之特点，不仅开拓了医家治病的视野，而且深化了中医痰病治疗学说。

四、博采众长，融会贯通

尤怡不但师法仲景，深得其妙，且博极医籍，广采百家之长，是善师前贤的典范。其著作《金匮翼》《医学读书记》广征博引达 70 余家，又能在临证中融会贯通，而集诸家之大成。其《伤寒贯珠集》注释，共采集十二家之说，尤氏从中吸取精华，又有所发挥。

如大陷胸汤证和大承气汤证是伤寒实证的典范，初学者容易混淆。尤氏曰："按大陷胸与大承气，其用有心下与胃中之分。以愚观之，仲景所云心下者，正胃之谓；所云胃中者，正大小肠之谓也。胃为都会，水谷并居，清浊未分，邪气入之，夹痰夹食，相结不解，则结成胸；大小肠者，精华已去，糟粕独居，邪气入之，但与秽物结成粪而已。大承气专主肠中燥粪，大陷胸并主心下水食。"此论述言简意深，对仲景之论融会贯通。尤氏《医案》虚损门中治虚劳，取法罗天益"邪伏血郁"之说，而不胶执阴亏之一端。如失血门案："劳伤失血，心下痛闷，不当作阴虚治，但脉数咳嗽潮热，恐其渐入阴损一途耳。"此案患者虽因失血阴亏，出现脉数、咳嗽、潮热，有延入阴损虚劳的可能。但心下痛闷，是胸中瘀血停滞之象，所以尤氏说"不当作阴虚治"，处方用生地、桃仁、山楂炭、郁金、赤芍药、制大黄、甘草、丹皮等活血祛瘀为主而佐以止血之品。总之，正气虽虚，仍当以祛瘀为要，否则早服补涩，瘀血化热，恐生他变。尤氏治失血在血止瘀消之后，参用葛可久独参汤法，加入生地、沙参、阿胶、牛膝，既能安神定志，又无上升助热之害。治疗"气结在上，津不运行，蒸变浊痰，由无形渐变有形"者，用徐之才"轻以去实"法，用药轻、清、灵，颇有特色。治疗"心疼背胀，引及腰中"的肾厥，宗许叔微香茸丸以温通督脉，开泄浊阴。可见尤氏极善于博采众家之长，灵活运用于临床。

（原文载于《伤寒论思维与辨析》，中国中医药出版社，2006年3月，第270～274页，现略有改动）

善用柴胡的古今中医名家

《伤寒论》中有一句名言："有柴胡证，但见一证便是，不必悉具。"让柴胡类方成为临床广泛应用之方。有一副对联写道："避暑最宜深竹院，伤寒当用小柴胡。"古今有不少医家因善用柴胡而得雅称，笔者收集了几位因善用柴胡而著名的医家，汇聚于此，以飨读者。

一、清代"陈柴胡"

清代名医陈平伯，字祖恭，松滨人。长于诊治温热病，对风温证治尤有创见。其学说于温病学派中独树一帜。所著《温热病指南集》一卷，初刊于嘉庆十四年（1809）。后王孟英收采与其有关的学术经验一起编入《温热经纬》，遂广其传。民间传闻陈平伯一辈子就用小柴胡汤施治，变化出2000多个处方。他在开方的时候，往往第一味药就是柴胡，所以后世称其为"陈柴胡"。

二、现代"陈柴胡"

北京中医学院（现北京中医药大学）的伤寒教研室主任陈慎吾先生，外号也叫"陈柴胡"。陈慎吾先生临床擅用经方，尤其对小柴胡汤的临床运用有独到之处。除用于少阳病外，还用于内、外、妇、儿各科杂病，且每用必效，人所公认，堪称一绝。

三、刘柴胡

北京中医药大学的刘渡舟教授，被称为"刘柴胡"。刘渡舟教授一向以善用小柴胡加减治杂证闻名。刘老出门诊时，一上午大概接诊 60 号病人，用柴胡剂差不多超过一半。

四、大柴（茶）壶

胡希恕先生一生有三大爱好：饮茶，吸烟，下围棋。先生每日不离茶，一个大茶壶，喝上一整天。作为中医界的伤寒巨擘，先生善用大柴胡汤远近闻名，将该方运用得出神入化。又因先生的姓氏和他的终身爱好，友人送他一个雅号"大柴（茶）壶"。胡老常用大柴胡汤治疗哮喘，以及心血管和肝脏疾病，因为这些疾病往往伴有瘀血，大柴胡汤里的芍药和大黄都能下瘀血。

五、东洞柴胡

　　日本医家吉益东洞先生因善用小柴胡汤而有"东洞柴胡"之绰号。他是日本经方派的代表人物，临床注重实效，著作突出方证，其中《类聚方》及《药征》最享盛名。

六、柴胡先生

　　朱步先先生在《"柴胡先生"用柴胡》一文中提到自己的业师——江苏泰州名医朱则如先生，于《伤寒论》致力尤深，擅用小柴胡汤，临证特别注意去找辨证的关键和运用小柴胡汤的切入点，有"柴胡先生"之美誉。哪怕治疗湿温病，朱则如照样用小柴胡汤。若见患者舌苔白腻罩黄，他就会成竹在胸，果断地运用小柴胡汤，说这样的舌苔表明湿浊壅遏，需要"宣"。一个"宣"字，非常质朴，却把小柴胡汤疏达腠理、开泄三焦、调畅气机、分消湿浊的机理形象地表达了出来。若舌上无苔，或仅有一层薄苔，即使具备其他的适应证，他也会说小柴胡汤"用不进去"。

七、柴胡派伤寒名家

四川乐山名医江尔逊先生，以善用柴胡著称，而被称为"柴胡派伤寒名家"。先生所用的柴胡是竹叶柴胡，他认为虚人感冒的病因病机与张仲景《伤寒论》中提示的少阳病之病因病机"血弱气尽，腠理开，邪气因入，与正气相搏"理无二致，皆不任发汗，故可用小柴胡汤一方统治之。

（本文由笔者与黎崇裕共同署名，发表于《中国中医药报》2022 年 1 月 26 日第 8 版中医文化板块，现略有改动）

析熊老临证医案，悟中医成才之道

一、熊（继柏）老医案及简述

1. 医案

一个持续发热 40 余天的病案。患者持续发热，并伴腹胀、便溏不食。

这个患者姓黄，男性，38 岁，是某医学院的一个职工家属。发热 40 多天，热势不高，始终在 39℃左右，从来就没达到 40℃。但是发热 40 多天不退，天天就这么发热，上午还轻，每天下午开始严重些，体温 39℃。他的兼症是肚子胀、吃不下饭，还有大便稀溏。在某医院住院治疗，这个患者的爸爸就是医学院的教授，所以他看病方便得很。医院会诊的结论是发热原因待查。我们学校的刘教授，跟他爸爸有业务关系，好心推荐我，让他找我诊治。他爸爸问：是中医还是西医？刘答是中医。他却说："西医都治不好，怎么找中医？"刘教授又说，那熊老师的中医不一样哦，我儿子发高热是他治好的，还有谁发高热也是他治好的，我们学校那个谁谁谁发高热也是他治好的。

　　他真的就来了，3个人把他这个儿子送到我家里来了。我刚刚下课回家，这是早年的事，2002年9月。我一进屋，他们4个人坐在这里。我说："哪个是患者？"他们说："这个。"我还没问，他父亲就开口了："发烧40多天了，饭也吃不下，路也走不了。"我说："你除了发烧以外，还有什么其他症状？怕不怕冷？""不怕冷。""还有哪里不舒服？""肚子胀。"我说："你为什么不吃饭？""不想吃，我要蛮吃就呕，吃不进去，一吃进去搁在胃里面就不舒服，所以就干脆不吃。一天吃点稀饭，喝一点点牛奶就了不起了，什么东西都不想吃，随便什么东西都不想吃。"我说："你在医院检查发现肝脏有什么问题没？肠子有问题没？"他说："没问题。"就没查出原因来，肝脏没问题，他不是一次两次查，而是反反复复查。你想，人家是医学院的人，检查很方便，随时都可以查。我说："肚子疼不？"他说："肚子只胀不疼。"我一看，肚子鼓起了，大腹部位鼓起了。我说："你大便怎么样？"他说："大便是稀的，屙又屙不出来。"我说："每天几次？"他说："每天至少两次，有时候3次，反正是黏糊糊的，到厕缸内有时候都冲洗不了。"

　　大便溏，不欲食，腹胀，持续发热，39℃左右。人呢，一点精神都没有，一看舌苔黄厚腻，脉细数。

　　看完了，我就开处方。他爸爸在旁边就问："治不治得好？""还有不有救？"问了七八遍。我心里都烦了，我看脉的时候他在问，我开处方的时候他也问，开完了处方他还在问，"有不有救？"

我说："应该有救。""治不治得好？"我说："应该治得好。""估计是什么病？"我说："中医讲是湿热病。""湿热病是什么病？"我说："你一个学西医的，我怎么跟你讲得清。"他说："那要怎么办？"我说："吃药就是，不吃药怎么治得好？吃了药再说。""他到底有没有救？你跟我说实话。"我说："你让他吃了药再说。"原来他还看表计时呢，他说我从看病到开处方只用5分钟。我说："快去拿药，不然人家药店关门了。快去拿药，快去煎了吃。"

下楼了，刘教授在学校门卫那里给我打电话，她说："感谢你给他看了病。"我说："感谢什么？"她说："他就是不放心。"我说："他肯定不放心，烧了40多天哪能放心呢？""他说还有一个不放心。"我说："怎么呢？"我听口气不对啊，怎么呢？"他说，这熊教授看病到底怎么样？看病看得这么快啊！"我说："他怎么讲的？""他说，他儿子烧了40多天，你只看5分钟唉。"我说："他烧了40多天，难道我要给他看40多天？他走了没有？"她说："走了。"我说："你立马给他打电话，你告诉他，这个熊教授看病有个特点：看得快就好得快，看得慢就好得慢。"刘教授就问我："这是什么道理？"我说："你这还不明白，看得快说明我这会儿清醒，看得慢说明我这会儿老年痴呆症来了。"

我只给他开1个星期的药，开什么方呢？枳实导滞汤原方不动，枳实、大黄、黄芩、黄连、神曲、白术、茯苓、泽泻，只加了一味厚朴。就开这么一个方，好廉价的药。他还打电话问刘教授，药怎么这么便宜。他好像烧了40多天就要用40多天的药钱还是怎么的。我估计他可能花了蛮多钱。服药至第 5 天，老头把这个儿子带到我专家门诊部去了。一走进门诊部，他就叫"熊教授"，给我个 90°鞠躬礼。我说谁给我行礼啊，我一看是这位老先生。我说："你怎么给我敬礼哦？""哎呀！感谢你救了我儿子的命。"我说："怎么呢？"他说："退烧了，没烧了。"我说："感谢什么呢？你不讲我坏话就行了。"他说："我没讲你坏话呢。"他矢口否认。他儿子的病就这么好了，1 个星期就好了。

2. 简述

（1）中医临证思维必须敏捷清晰。这个病为什么好得这么快，道理在哪儿？第一，这个病的关键是湿热胶结。舌苔黄厚腻，腹胀，大便溏，这是湿热胶结在肠中。我前面讲的那个发烧、身痛的患者，那是湿热之邪阻遏在肌腠、经络之间，而这个患者不一样，这个是湿热胶结在肠中。湿热之邪，其性黏腻。肠子里面的湿热，胶结在那儿，滞塞在那儿，就跟那个糨糊、胶水样，粘在那个地方了，因为湿热阻塞在肠子里面，所以发热。肠子属阳明经，阳明病不是称为胃家实嘛。胃家是哪些？就是指大肠、小肠、胃嘛。《灵枢·本输》讲："大肠、小肠皆属于胃，是足阳明也。"张仲景讲："阳明之为病，胃家实是也。"（《伤寒论》）他来一个"家"字，其实是包括了胃，也包括了肠。

阳明病发热是什么时候严重些呢？阳明病热邪在经的时候发热，邪热炽盛在胃的时候发热，是整天都发热；而阳明病热邪在肠子的时候，它的发热，一定是日晡所发潮热。所以张仲景讲："日晡所发潮热者，属阳明也。""日晡"是什么时间呢？就是太阳偏西的时候，不就是下午嘛，这是它的特点。而这个患者每天下午发热，39℃以上，这病不是在阳明是在哪儿呢？这么一联系起来，不就是一个标准的湿热胶结肠中吗？湿热胶结肠中的特点是热退复热，它可以反复发热。为什么呢？湿热始终在肠子里面，它粘在这里面了，所以它反复持续地发热。

第二，湿热胶结肠中须用缓下法。只有把这个湿热泄出去，病才能得愈。怎么泄下？是不是洗肠把它洗出去，你就是洗肠也洗不了，洗肠只能洗燥屎，不能洗湿热之邪，要清泄肠中湿热。我们不能用承气汤，承气汤是泻下肠中的燥屎，泻的是实热。而这个患者是湿热，是湿邪夹热，所以不能用承气汤。湿温病的湿热胶结肠中与《伤寒论》所讲的腑实结于肠中是不同的。

叶天士专门讲过，阳明病，阳明腑实是腹胀、大便硬、大便解不出来，甚至腹胀不大便，用的方是承气汤。承气汤治疗阳明腑实，"要下到大便溏为度"。大便硬、腹胀，或者是腹胀、不大便，用大承气或小承气汤，或者是调胃承气汤。无论哪个承气汤，用泻药都是大黄、枳实、芒硝、厚朴这样的药。下到什么程度，下到患者大便已经稀了就不要下了，这叫"下到大便溏为度"。

而温病的湿热胶结肠中呢，叶天士讲"要下到大便硬为度"。因为这个患者本身就是大便溏，他是湿热胶结的，照样要用下法，而这种湿热之邪是无形的。患者本来是大便溏，你下到他大便不溏了，已经大便硬了、干了，说明湿热已经清了，患者的大便变硬了，就不要再下了，它叫缓下法。此与承气汤的急下法不同，用枳实导滞汤正是缓下法。承气汤是下的肠中燥屎，而枳实导滞汤下的是肠中湿热，是缓下法，是在清湿热的前提下，再泄大便。它实际上没有好多通大便的药，只有一味大黄，而重点是清泄湿热。服药1个星期就把湿热清泄下来了，一个40多天的发热病证，总共就吃1个星期的药被彻底治好了。

（2）关于枳实导滞汤。这里又提示了一个问题，就是书本知识与实践知识的结合运用。我们如果不读叶天士的书，对这个湿热胶结肠中就不可能理解得这么深透，这是第一。第二，患者大便已经在溏，还用枳实导滞汤，如果不了解，不认清这个病机，不理解这个病机，不认识这个汤方，就不可能正确运用，这是很重要的一点。第三，关于枳实导滞汤，它的名字取得蛮好，叫"枳实导滞"，它不是泻下，它是"导滞"，什么东西"滞"呢？湿热阻滞。此外，还有一个饮食阻滞。饮食阻滞在肠中也可以用枳实导滞汤，它是一个清湿热、导食积的一个方剂。这是一个常用汤方，既可以用它治疗慢性结肠炎，也可以用它治疗糜烂性的结肠炎。如果大便里面夹有黏液，有白色、黄色的黏液，后人还加了两味药——槟榔、广木香，就称为木香导滞丸，可以用来治疗溃疡性的结肠炎。（本文摘自《中医创造奇迹——熊继柏诊治疑难危急病症经验集》，湖南科学技术出版社2015年2月出版）。

熊老的医案总是让人有诸多的启发，我在熊老的临证医案中悟出了中医成才之道的十二字箴言："研经典、抓主证、明病机、精药物。"

二、研经典

（一）中医经典的魅力

中医经典的魅力在于历久弥新，长盛不衰，一直有效地指导中医临床。

任何学科都有奠基之作，历经岁月的大浪淘沙而屹立不衰，一直影响着学科的发展和推动着学术的进步。如道家的《道德经》《道藏》等，其中后世有关气功的相关内容基本源于此，超越不了《道藏》。如儒家的经典主要指儒学十三经，它是儒家文化的基本著作。传统认为，《易》《诗》《书》《礼》《春秋》谓之"经"，《左传》《公羊传》《谷梁传》属于《春秋经》之"传"，《礼记》《孝经》《论语》《孟子》均为"记"，《尔雅》则是汉代经师的训诂之作。这十三种文献，当以"经"的地位最高，"传""记"次之，《尔雅》又次之。再如佛家的《大藏经》《金刚经》等。中医学也不例外，《黄帝内经》自诞生以来，以四时、阴阳、五行、脏腑、经络等相关中医基础理论一直有效地指导着中医临床，后人在此基础上不断继承与创新，从而形成百花齐放、百家争鸣的学术状态，直至今天，《黄帝内经》《伤寒论》《金匮要略》《温病条辨》仍被中医界公认为不可不读的四大经典著作。在汗牛充栋的中医药书海中，它们的魅力可想而知。温病大家叶天士年轻时，日以研读经典，晚以随父习医。14 岁其父去世，叶氏又随其父门人从医，凡闻某医善治某证，便拜师学习，从 12 ～ 18 岁，先后拜 17 师，从而吸收各家之长，加上生性聪颖，又能刻苦钻研，故得以融会贯通，学业、医技猛进而自成一家，独树一帜，开创了中医温病学派的先河，此乃精研经典、广拜名师的典范。

　　再如李阳波先生，治学行医亦是以中医经典著作为主，他从1967年初读《内经》始，至1982年读中医夜大的这阶段，主要就是研读医典，行医济世。读医书方面，除熟读深研四大经典外，更兼采后世诸家之说，经典之中又以《伤寒论》着力尤深。1972年购得线装本《古今图书集成·医部全录》，并有记云："南宁古旧书店自'文革'关闭以来，于1972年5月1日首次开张。其日真可谓门庭若市，余得见《古今图书集成》全貌矣！全书所占空间约与半部解放牌汽车相当，售价1300元人民币。惜余囊中无此巨款，只购得其医部而已。"其后他花了15个月的时间，将《医部全录》通读一遍。其姨母见李阳波整日里手不释卷、目不离书、足不出户，以为他必有精神问题，遂呼李阳波之表兄"劝导"他，要其出门走走以解闷心，弄得李阳波哭笑不得。1969年，李阳波被下放到南宁附近的扶绥县插队，在农村一待就是5年。这段时间，李阳波一边劳动，一边自学，一边为人治病，此时他对于中医经典的领悟已日渐深刻，且临证运用自如，尤长于望诊、切诊，言人疾病生死多有奇验，故铁路一带呼之为"李半仙"，求诊者络绎不绝。李阳波临证望诊、切诊之技能就是来源于《黄帝内经》，是其精研中医经典所得。

　　类似这样的例子在中医药几千年的历史长河中不胜枚举，可以说研经典是中医成才的必由之路。

（二）中医经典的传承

熊老的临证思维为何能如此敏捷清晰？我想这是与他对经典的传承分不开的，唯有熟读经典、精研经典才能很好地传承经典，并且能有效地指导临床。只有对经典很好地继承，临床才能运用自如、执简驭繁。诚如熊老所说，他看病有个特点："看得快就好得快，看得慢就好得慢。看得快说明我这会儿清醒，看得慢说明我这会儿老年痴呆症来了。"

《难经》云："望而知之谓之神，闻而知之谓之圣，问而知之谓之工，切而知之谓之巧。"可见，四诊中任何一诊，只要掌握具体的方法，皆可达到"出神入化"的境界。我在临床中亦总结了一套执简驭繁的诊病之法，希望对大家临床有所裨益。

1. 舌辨寒热

心开窍于舌，舌为脾之外候，不仅如此，在中医整体观的指导下，舌体与脏腑经络相连，舌络与脏腑气血相通，舌苔乃胃气所熏蒸，金津、玉液上承于舌，故而内脏功能及其病理变化首先反映于舌，舌的形、色、质的动态变化也随体内气血精津的盛衰、病位的深浅和病性的寒热虚实而变化。

舌诊是临床非常重要的一个诊疗参考指征。舌诊有舌苔和舌质之分，多数医家往往重视舌苔而忽视舌质，殊不知，舌苔易有假象，而舌质则不易有假象，最能反映肌体的本质。

舌分寒热是一个简单易学的中医诊断法门。正常舌象的舌体荣润、柔软，活动自如，大小适中，舌质淡红，舌苔薄白均匀，干湿适中。

若舌质较正常人的淡红色为浅，甚至全无血色者，为淡白舌，此以寒为主，处方用药宜偏温补。若舌质较淡红色为深，甚至呈鲜红色者，为红舌，此以热为主，宜偏清热。

若舌质较红舌更深者，为绛舌，此亦以热为主。但若伴有红点或者芒刺，则为热入营血，不但需要清热，还需清营凉血；若伴有少苔或无苔甚至有裂纹者，则以养阴清热为主。

此外，临床还可见紫舌。若淡紫或青紫湿润者，多为寒夹瘀，宜温阳散寒、活血化瘀为主；若绛紫而干枯少津者，多为热伤津，宜清热生津为主。

2. 脉定虚实

脉学在中医学中是一门独特的学问。脉学之难，众所周知，正所谓"脉候幽微，苦其难别，意之所解，口莫能宣"，故云"胸中了了，指下难明"。

然而，真正对脉学有造诣者，不但是"胸中了了"，指下也应当是"了了"的。其实，我不主张将切脉神秘化，临床除把脉用来断病以外，还常据脉来定疾病之虚实："脉有力为实，无力为虚；有力可攻，无力可补。治疗大法凭有力与否而定，处方用药则不易出错。"

3. 问分表里

《伤寒论》太阳病篇条文占了大半，仲景对于表证的重视可见一斑。我临床治病以六经辨证结合脏腑辨证为主，故而对于表里的区分非常重视："有一分恶寒，便有一分表证；有一分便溏，便有一分里证；有一分口苦，便有一分半表半里证。"此外，"太阳病和少阴病在表，一般使用解表法。其中表实证宜开泄腠理，发汗散寒；表虚证宜调和营卫，解肌祛风；表阴证宜温阳解表。阳明病和太阴病在里，或用下法，或用温中散寒法。而邪入少阳或厥阴，枢机不利，胆火上炎，即为半表半里证，其治法则以和解为主。"

三、抓主证

抓主证是刘渡舟教授提出来的，他在其论著《伤寒论十四讲》最后一讲中提出："使用经方的关键在于抓住主证。"并按"什么是主证，为什么要先抓主证""抓主证，也要注意兼证""辨证的形成及其临床意义""夹杂证形成的特点""抓主证，使用经方的治例""小结"等六部分来阐述。刘老对抓主证方法非常重视，评价极高。他曾多次撰文，从经方应用的角度阐述这个问题。他认为"抓主证"是辨证的"最高水平"。"抓主证"和"理法辨证"是两个不同的临床思维模式，对此很多人无法理解。下面我们来看一下刘老的案例，就可以深刻体会到两种思维模式所带来的不同效验。

在 1981 年 10 月北京举办的中日《伤寒论》学说讨论会上，刘老在所做的《使用经方的关键在于抓住主证》的学术报告中提到崔氏"产后下利"一案：

"初诊以其下利兼见口渴，作厥阴下利治之，投白头翁汤，服后不见效。一日又来诊治，自述睡眠不佳，咳嗽而下肢浮肿。问其小便如何？则称尿黄而不利。聆听之后，思之良久，恍然而悟，此乃猪苓汤证。《伤寒论》第 319 条云乎：'少阴病，下利六七日，咳而呕渴、心烦不得眠者，猪苓汤主之。'验之此证，小便不利，大便下利，肢肿而少寐，与猪苓汤主证极为合拍。遂用：猪苓 10g，茯苓 10g，泽泻 10g，滑石 10g，阿胶（烊化）10g。

此方连服 5 剂而小便畅通，随之腹泻止，诸症悉蠲。

由上述治案来看，不抓主证则治疗无功，若抓住了主证则效如桴鼓。然抓主证亦非易事，往往几经波折，走了许多弯路以后，才抓住了主证……我认为抓住主证，治好了病，也就发展了《伤寒论》的治疗范围，扩大了经方使用，使人增长才智，把辨证推向新的飞跃。为此，'抓住主证，使用经方的意义'也就在于此了。"

对此案，刘老在《伤寒论十四讲》中亦有详细描述："崔某，女，35 岁，因产后腹泻，误认是脾虚，曾服不少补药而病不愈。其脉沉而略滑，舌绛，苔薄黄，下利而口渴。初诊作厥阴下利治之，投白头翁汤，服后不见效。复诊自述睡眠不佳，咳嗽而下肢浮肿，尿黄而不利。聆听之后，思之良久，恍然而悟，此乃猪苓汤证。"

刘老开始时从理法辨证入手，误作湿热下利，故而投白头翁汤。然不见效，再详细问诊得咳、呕、心烦、渴之证，从而改变临床思维，运用方证辨证的方法，直抓主证，径用猪苓汤，疗效果然非凡。

无独有偶，刘力红教授在其《思考中医》中亦提及一则猪苓汤案例：

"一女工，西医的诊断是肾结石、肾积水，病情比较重，中西医都看过，但是效果不显。按照常规，结石、积水就要排石利水，为了抓主证，听患者讲。当患者讲到这一个月都在拉肚子，心很烦躁，睡觉也睡不好时，就是这一刹那，主证被抓住了。给她开了猪苓汤原方，没有加什么排石药。为什么开猪苓汤？因为《伤寒论》第319条说得很清楚：'少阴病，下利六七日，咳而呕渴，心烦不得眠者，猪苓汤主之。'这里很明确地讲到，下利然后又有心烦不得眠的，就可以用猪苓汤。而这个患者兼而有之。你不必管它是结石还是积水，它的主证符合猪苓汤，你就用猪苓汤。服药以后，症状很快消失，不到半个月再做检查，结石没啦，积水也消除了。"

因此，傅延龄在总结刘渡舟先生抓主证方法时进一步提道："抓主证方法有两个最主要的特点。其一，抓主证一般不需作直接的病机（包括病因、病位、病势、病性）辨析，病机辨析潜在于主证辨析；其二，主证多与首选方剂联系在一起，抓主证具有'汤证辨证'的特点。"笔者临床亦多学用"抓主证方法"，现举例如下。

柴胡加龙骨牡蛎汤化裁治失眠案

沈某，女，67岁。2016年4月22日初诊。主诉：睡眠差两个月。

近期因情绪不畅，导致失眠明显来诊。现抑郁神情，疲倦貌，睡眠差，不易入睡，常需服用安眠药方可入睡，但夜寐易醒，醒后难于入睡，胸闷，容易惊悸。舌质淡暗，苔薄黄，脉滑尺涩。既往有轻度抑郁、焦虑病史，无药物以及食物过敏史。笔者认为，此失眠乃因肝火扰心所致，治当清肝泻火、镇心安神，方用柴胡加龙骨牡蛎汤化裁。

处方：北柴胡 15g，法半夏 15g，黄芩 10g，大红枣 15g，潞党参 10g，淡干姜 6g，炙甘草 5g，肉桂 6g，生龙骨 30g，生牡蛎 30g，白茯苓 15g，炒大黄 5g，月季花 30g，制香附 15g，7 剂。每日 1 剂，水煎服，分 2 次温服。

医嘱：注意休息，饮食宜清淡，忌肥腻辛辣醇酒之品。畅情志，适当户外活动，多和朋友聊天。

2016 年 4 月 29 日复诊：服药后睡眠较好，守方加酸枣仁 40g，再进 7 剂。

黎崇裕按：刘志龙教授临床常用柴胡加龙骨牡蛎汤治疗失眠。他认为胸闷是此方辨证的核心所在，同时也是运用柴胡剂的重要指针，因为胸满闷憋胀是柴胡证之一。柴胡加龙骨牡蛎汤原方有铅丹，一则铅丹这味药临床难见，二则铅丹有毒，因此刘志龙教授常用炙甘草代替。如此案，他认为用炙甘草代替铅丹之后，柴胡加龙骨牡蛎汤其实可以分割为小柴胡汤合桂甘龙牡汤加茯苓、大黄。小柴胡汤清肝泻热、和解少阳，桂甘龙牡汤镇心安神，茯苓祛湿，大

黄清热，收效明显。（本案发表于《中国中医药报》2017 年 4 月 24
日"学术与临床板块"）。

四、明病机

"病"，生病了，这很明白；"机"是什么呢？就是生病的主要
原因。如张景岳说："机，要也。"机就是要，要就是机，可以联合
组词，如王冰称之为"病之机要"。这机要可以用一句话来概括，
谢利恒称之为"病机之机括"。《内经》亦云："可以言一而知百病
之害。"

病机有广义和狭义之分。《中医基础理论》讲："病机，即疾病
发生，发展与变化的机理。"这属于广义的定义。这一定义揭示了
有原发病，有继发病，有传变规律可循。如初起是太阳病，太阳
病治之不愈，发展为少阳病或阳明病；三阳病不愈，传变为三阴
病。又有两经并病合病者，如太阳阳明并病，三阳合病；少阴太阳
并病，少阴太阴合病，少阴厥阴并病，都是疾病变化当中的病机
称谓。

原发病为本，继发病为标。疾病随着时间的推移，其标本先后
的病机也就可能转变，病机在本则治本，病机在标则治标，病机与
标本同在。然而疾病在某一时段里，有相对的稳定性，不是急性病
的话，一般不会起太大的变化，这一时段的病理就称之为"证"或

"证型"，也就是狭义的病机。所以《中医基础理论》讲："证，即机体在疾病发展过程中某一阶段的病理概括。"说明"证"即病理，也即狭义的病机。

因此，谨守病机是一种认识疾病的基本方法。《素问·至真要大论》讲："谨守病机，各司其属；有者求之，无者求之；盛者责之，虚者责之；必先五胜，疏其气血，令其条达，而致和平。"此被后世称为"病机十九条"所不可分割的部分。何绍奇先生认为："一般研究者（包括以研究病机十九条著称的刘河间）都往往独摘'十九条'而遗此数语。明代汪石山《读素问钞》说'十九条'固然是'察病之要旨'，而这几句话更是'要旨中要旨'。这里的'有''无'是指邪气的有无而言。《素问·调经论》所说'有者为实，无者为虚'，就是现成的依据；同书《通评虚实论》所说的'邪气盛则实，精气夺则虚'，又可以作为'有者为实，无则为虚'这句话的现成注脚。虚实既为察病之纲领，所以要'有则求之，无则求之'；补泻为治法之大要，所以要'盛（实）者责之，虚则责之'。张介宾谓'泻其盛气，责其有也；培其衰气，责其无也'，也正是此意。如此，则'病机十九条'中的每一个具体内容（以及其他未包含的内容）便都有虚实之分，明辨虚实是《内经》论病机之关键所在。"

故而明病机的关键在于明辨虚实，此乃"要旨中要旨"（明代汪石山之语）"吃紧纲领"（明代张介宾之语）。现举案例如下。

1. 活用肾着汤治腰痛案

莫某，女，49岁。2015年10月27日初诊。

患者主诉腰痛3个月，腰酸痛伴有冷汗出，平素汗多，抚之湿冷，睡眠差，口干饮不多，常饮食偏凉则胃痛，大便易溏，小便不利，舌淡苔黄腻，脉滑。辨证为寒湿着腰，久而化热。方选肾着汤合四妙散化裁。

炒白术15g，白茯苓15g，淡干姜15g，炙甘草5g，茅苍术20g，熟附子15g，潞党参15g，怀牛膝20g，川黄柏10g，薏苡仁15g，7剂。水煎服，日1剂。

二诊（2015年11月3日）：服药后腰酸痛大减，自汗减轻，余症如前。另患者补充平素易口腔溃疡及感冒，改用柴胡桂枝干姜汤合交泰丸治疗其郁热。后随访，症状有所减轻。

黎崇裕按：肾着汤出自《金匮要略·五脏风寒积聚病脉证并治》"肾着之病，其人身体重，腰中冷，如坐水中，形如水状，反不渴，小便自利，饮食如故，病属下焦，身劳汗出，衣里冷湿，久久得之，腰以下冷痛，腹重如带五千钱，甘姜苓术汤主之"。肾着汤又名甘姜苓术汤。患者仅腰酸痛伴有冷汗出，并无诉腰部寒冷症状，用肾着汤是否适合？刘志龙教授指出，患者虽然没有如条文描述之腰中冷以及身体重的情况，但腰酸痛伴有冷汗出亦是腰中冷的一种情况，患者汗多抚之湿冷形如条文"腰中冷，如坐水中，形如水状"之生动描述，况肾着之病当"反不渴，小便自利"，而此患者口干饮不多，小便不利乃因寒湿久而化热，故而出现湿热的症状，但根源本于寒湿，故而抓其病机，活用经方，方证虽可相对，但不可死执条文，不知变通，且合用四妙散清热利湿利腰脊，另加用茅苍术、熟附子增强止痛祛湿之效，冀达标本兼治之效。二诊腰痛已大减，改为调体治郁热。（本医案发表于《中国中医药报》2015 年 12 月 11 日第 4 版"学术与临床板块"）

2. 经方治产后顽固性头痛案

刘某，女，37 岁。2016 年 6 月 14 日初诊。

患者自诉头痛两年余。两年多前，患者在加拿大生小孩后没有像国内产妇一样坐月子，反而是产后食用冰冻之品，此后一直出现头痛至今。这次回国慕名前来广东省珠海市中西医结合医院刘志龙教授处就诊。患者形体中等，面色偏青暗，患者的头痛集中在颠顶部位且伴有跳跃性、游走性疼痛，手足不温，无口干口苦，小便正常，大便偏稀，舌淡苔黄白润，脉细弦。

辨为厥阴头痛，头痛乃因血虚肝寒所致。处方用吴茱萸汤合当归四逆汤化裁。

吴茱萸 10g，潞党参 10g，生姜片 10g，大红枣 10g，全当归 10g，桂枝尖 10g，北细辛 10g，杭白芍 30g，白通草 10g，炙甘草 10g，正川芎 15g，7 剂。水煎服，日 1 剂。

二诊（2016 年 6 月 21 日）：患者就诊时喜笑颜开，说两年之病一周而愈，自己都觉得有点不太相信。现头痛已除，疲倦乏力，汗多不恶寒，大便偏稀，舌淡苔黄白润，脉弦。产后气血不足，此时血虚已复，气虚露出端倪，故而改用补中益气汤加浮小麦调理善后。

　　黎崇裕按：《难经》曰"三阳经受风寒，伏留而不去，则名厥阴头痛"。此乃言三阳之经上于头，因而头痛多属三阳经。然而阴病亦有头痛。太阴少阴之脉皆上至颈胸中而还，不上循头。惟厥阴之脉，循喉咙之后，上入颃颡，连目上出额，与督脉会于颠，病则亦有头痛。因而，刘志龙教授以产后头痛位置为颠顶处、手足不温、脉细弦为证候要素，辨为吴茱萸汤合当归四逆汤方证，用此合方化裁而得效，临床不少医生头痛习用引经之品，时效时不效，不若像刘志龙教授这样以六经辨治头痛来的执简驭繁！（本医案发表于《中国中医药报》2016 年 7 月 8 日 "学术与临床板块"）。

五、精药物

　　一味药物的增减或用量的多寡，往往会影响整个处方的功效，下面我们先来看几则案例。

　　邢维萱先生曾治李姓妇女，适逢绝经年龄，血崩不止，已有月余，多方求医不效。面色萎黄，心悸不寐，少气懒言，纳食欠佳，脉沉细无力，舌苔薄白质淡。辨证为心脾两虚，脾不统血。治以黄芪 30g，党参 30g，当归 15g，白术 10g，茯苓 15g，广木香 5g，龙眼肉 10g，炒酸枣仁 15g，鸡冠花 30g。患者服药后依然出血不止，而且体质日渐衰弱。请李翰卿老所长诊治。李老问及病情，按脉片刻，仍按原方加白茅根 60g 服用。果然药进 2 剂血崩止。于是，邢维萱请教李老加白茅根何意？

李老说："此人心脾气虚证存在，但适逢绝经之年，天癸将尽，肾水不足，加之日久出血，阴液更加亏损。阴不足则阳有余，阴虚生内热，迫血妄行。按其脉细数，知有虚热之象，加白茅根以去其虚热，热去血自不出。《内经》云'阴虚阳搏谓之崩'，此证是也。"邢维萱听后心中豁然开朗，李老先生精辨证、细用药之功力令人折服。（《黄河医话》）

夏问心先生曾治一妇，年 40 岁，月事淋漓不断近 5 个月，其经量忽多忽少，血色略淡，无腰腹疼痛。缠绵日久，不免忧心忡忡，以致心悸失眠，饭量减少，精神疲倦，面色萎黄。脉象缓小带弦，舌苔薄白，舌质偏淡。与归脾汤加柴胡、白芍。嘱服 10 剂，未见复诊。数月后，路过其家，见其面色红润，精神转佳，因问其病情如何，答已痊愈，并致谢意。问其服药多少，答曰 10 剂；又问其是否守服原方，答曰：原来配药 5 剂，服完之后，病情无所增损。适遇夏益林老医师，与之言及病情。夏老诊之，并索原方观看，说是方证相符，可以继续服用。但在处方中加了炮姜炭 5g，再服 5 剂，漏血告愈。后月事如常，但量极少耳。

年逾不惑而崩漏不已，加以忧积为郁，心脾受损，肝气失和，用归脾汤以养心脾，加柴胡、白芍以疏肝气，常规治疗亦属可行。而服药 5 剂，毫无收获，加用一味炮姜炭，何以有此殊功？

《灵枢·百病始生》云："阳络伤则血外溢，血外溢则衄血；阴络伤则血内溢，血内溢则后血。"大凡上焦出血，多属阳热，每以温药为忌；下焦出血，多夹虚寒，温药往往可用。故产后用药，大都忌寒而喜温。况本例漏血日久，气虚血寒，故应于归脾汤中加炮姜炭以温摄下焦，从而达到止血的目的。一药之差，其疗效竟如此明显区别，可见医道难精。以后，余凡遇上述情况，包括旷日持久的下血，加用炮姜炭，效果均很显著。惟对血淋一证却未敢应用，因此证虽属下焦病变，但多是心热下移所致，因此不敢冒试。(《当代中医名家医话·妇科卷》)

两个医案很有趣，同为崩漏案，同用归脾汤，一加凉药而愈，一加温药而止。研经典、抓主证、明病机三者固然缺一不可，然而精药物却是重中之重。中医讲理法方药，辨证最终是要具体落实到药物上的。

精研药物的作用，个人觉得有两大类，一则为西医临床服务，一则为中医临床服务。

1. 为西医临床服务

饶毅等人在《中药的科学研究丰碑》一文中提道："青蒿素和三氧化二砷，堪称中国过去一个世纪最重要的两项来自中药的药物发现。他们的发现无疑是精研药物的一种体现，青蒿素发现于大型研究抗疟疾药物的'523任务'中，发现青蒿素的代表性人物是中医研究院(今中国中医科学院)中药研究所的屠呦呦，由中药青蒿中提取而来。而三氧化二砷治疗白血病的作用发现于以个体科研小组模式自由探索性研究中药抗癌作用过程中，最主要贡献者是哈尔滨医科大学第一附属医院的张亭栋，这是从砒霜中提取而来。在巡回医疗过程中，哈尔滨医科大学第一附属医院的药师韩太云从民间中医得知用砒霜、轻粉（氯化亚汞）和蟾酥等治疗淋巴结核和癌症。1971年3月，韩太云将它们改制水针剂，称'713'或'癌灵'注射液，通过肌肉注射，对某些肿瘤病例见效，曾在当地风行一时，但因毒性太大而放弃。哈尔滨医科大学附属第一医院中医科的张亭栋与韩太云合作继续此工作。1972年后，张亭栋等一方面主要集中做白血病，而不是无选择地应用于很多疾病；另一方面他们分别检测'癌灵'的组分，发现只要有砒霜就有效，但轻粉带来肾脏毒性、蟾酥带来升高血压的副作用，且后两者无治疗作用。"

2. 为中医临床服务

近现代精研药物为中医临床服务者，莫过于朱良春先生和焦树德先生。中医界治风湿病素称"南朱北焦"，即指南通朱良春和北京焦树德。朱良春先生的《朱良春用药经验集》《虫类药的应用》，可谓发古人之未发，挖掘了很多药物的独特宝贵经验，一直有效地指导临床。而焦树德先生的《用药心得十讲》，对药物的认知可谓细致入微，表述生动贴切，实用性很强，值得研习效法。

主要参考文献

[1] 柯韵伯. 伤寒来苏集［M］. 上海：上海科学技术出版社，1959.

［2］福建省中医研究所. 福建中医医案医话选编［M］. 福州：福建省中医研究所，1963.

［3］高德. 伤寒论方医案选编［M］. 长沙：湖南科学技术出版社，1981.

［4］俞长荣. 伤寒论汇要分析［M］. 福州：福建科学技术出版社，1985.

［5］许宏. 金镜内台方议［M］. 北京：人民卫生出版社，1986.

［6］王俊华. 疑难奇症案汇［M］. 福州：福建科学技术出版社，1986.

［7］孙玉甫，黄玉玺，陈宋祈，等. 名方与临床［M］. 广州：广东科技出版社，1987.

［8］陶弘景. 本草经集注［M］. 北京：人民卫生出版社，1994.

［9］姜建国. 伤寒思辨［M］. 济南：山东大学出版社，1995.

［10］寇琼，李英. 李凤林儿科医萃［M］. 呼和浩特：内蒙古人民出版社，1995.

［11］陈明，刘燕华，李芳. 刘渡舟临证验案精选［M］. 北京：学苑出版社，1996.

［12］张璐. 千金方衍义［M］. 北京：中国中医药出版社，1998.

［13］孙思邈. 备急千金要方［M］. 北京：中医古籍出版社，1999.

［14］徐大椿. 神农本草经百种录［M］. 北京：学苑出版社，2000.

［15］朱世增. 程门雪论外感病［M］. 上海：上海浦江教育出版社，2000.

［16］张山雷. 张山雷医学丛书——中风斠诠［M］. 太原：山西科学技术
　　　出版社，2000.

［17］刘力红. 思考中医——对自然与生命的时间解读［M］. 桂林：广西
　　　师范大学出版社，2000.

［18］吴谦. 医宗金鉴［M］. 北京：人民卫生出版社，2002.

［19］李时珍. 新校注本本草纲目［M］. 北京：华夏出版社，2002.

［20］邓中甲. 新世纪全国高等中医药院校规划教材方剂学（供中医药类
　　　专业用）［M］. 北京：中国中医药出版社，2003.

［21］钱超尘，温长路. 张仲景研究集成［M］. 北京：中医古籍出版社，2004.

［22］倪朱谟. 本草汇言［M］. 北京：中医古籍出版社，2005.

［23］孙继芬. 黄河医话［M］. 北京：北京科学技术出版社，2005.

［24］中国中医研究院. 蒲辅周医疗经验［M］. 北京：人民卫生出版社，
　　　2005.

［25］焦树德. 用药心得十讲［M］. 3版. 北京：人民卫生出版社，2005.

［26］苏敬. 新修本草（辑复本）［M］. 2版. 合肥：安徽科学技术出版社，
　　　2005.

［27］王付. 伤寒杂病论症状鉴别与治疗［M］. 北京：人民卫生出版社，
　　　2005.

［28］李阳波. 开启中医之门——运气学导论［M］. 北京：中国中医药出

版社，2005．

［29］程国彭．医学心悟［M］．北京：人民卫生出版社，2006．

［30］陈明．金匮名医验案精选［M］．北京：学苑出版社，2006．

［31］张国骏．伤寒论思维与辨析［M］．北京：中国中医药出版社，2006．

［32］何绍奇．读书析疑与临证得失（增订版）［M］．北京：人民卫生出版
　　　社，2006．

［33］张璐．张氏医通［M］．北京：人民卫生出版社，2007．

［34］熊曼琪．伤寒学［M］．2 版．北京：中国中医药出版社，2007．

［35］朱良春，蒋熙，朱又春，等．朱良春用药经验集（修订版）［M］．长
　　　沙：湖南科学技术出版社，2007．

［36］成无己．伤寒明理论［M］．北京：学苑出版社，2008．

［37］曹颖甫．经方实验录［M］．北京：学苑出版社，2008．

［38］陆渊雷．伤寒论今释［M］．北京：学苑出版社，2008．

［39］郝万山．郝万山伤寒论讲稿［M］．北京：人民卫生出版社，2008．

［40］刘渡舟．刘渡舟伤寒论讲稿［M］．北京：人民卫生出版社，2008．

［41］黄煌．张仲景50味药证［M］．3 版．北京：人民卫生出版社，2008．

［42］黄煌．药证与经方——常用中药与经典配方的应用经验解说［M］．北
　　　京：人民卫生出版社，2008．

［43］尤在泾．伤寒贯珠集［M］．北京：学苑出版社，2009．

［44］方有执．伤寒论条辨［M］．北京：中国中医药出版社，2009．

［45］尤怡．金匮要略心典［M］．北京：中国中医药出版社，2009．

［46］王阶，张允岭，何庆勇．经方名医实践录［M］．北京：科学技术文

献出版社，2009.

［47］王中琳，席加秋．麻黄汤［M］．北京：中国医药科技出版社，2009.

［48］严世芸，李其忠．三国两晋南北朝医学总集［M］．北京：人民卫生
出版社，2009.

［49］张秉成．本草便读［M］．北京：学苑出版社，2010.

［50］郑玄．周礼注疏［M］．上海：上海古籍出版社，2010.

［51］岳美中．岳美中医学文集［M］．北京：中国中医药出版社，2000.

［52］南京中医药大学．伤寒论译释［M］．4版．上海：上海科学技术出版
社，2010.

［53］高文柱．外台秘要方校注［M］．北京：学苑出版社，2011.

［54］徐灵胎．神农本草经百种录［M］．北京：中国医药科技出版社，
2011.

［55］黄煌．经方的魅力——黄煌谈中医［M］．北京：人民卫生出版社，
2011.

［56］李士懋，田淑霄．汗法临证发微［M］．北京：人民卫生出版社，
2011.

［57］周建宣，吴盛荣．吴光烈临床经验集［M］．厦门：厦门大学出版社，
2011.

［58］熊曼琪．中医药学高级丛书·伤寒论［M］．2版．北京：人民卫生出
版社，2011.

［59］钟赣生．中药学［M］．北京：中国中医药出版社，2012.

［60］成无己．注解伤寒论［M］．北京：人民卫生出版社，2012.

［61］朱肱. 类证活人书［M］. 天津：天津科学技术出版社，2012.

［62］林慧光. 中医九大经典［M］. 北京：中国中医药出版社，2012.

［63］程门雪. 书种室歌诀二种［M］. 北京：人民卫生出版社，2012.

［64］陈建国. 中日韩经方论坛［M］. 北京：中国中医药出版社，2012.

［65］徐文兵. 字里藏医［M］. 合肥：安徽教育出版社，2012.

［66］闫云科，闫峻. 临证实验录［M］. 北京：中国中医药出版社，2012.

［67］关庆增，谷松，景浩. 伤寒论方证证治准绳［M］. 北京：中国中医药出版社，2012.

［68］五部医话编写委员会. 当代中医名家医话：妇科卷［M］. 北京：北京科学技术出版社，2012.

［69］陶弘景. 名医别录［M］. 北京：中国中医药出版社，2013.

［70］刘渡舟. 新编伤寒论类方［M］. 北京：人民卫生出版社，2013.

［71］叶桂. 叶香岩外感温热篇［M］. 北京：中国盲文出版社，2013.

［72］江瓘. 名医类案正续编［M］. 太原：山西科学技术出版社，2013.

［73］刘渡舟名家研究室. 刘渡舟医书七种［M］. 北京：人民卫生出版社，2013.

［74］李小荣，薛蓓云，梅莉芳. 黄煌经方医案［M］. 北京：人民军医出版社，2013.

［75］马文辉. 三部六病薪传录——经方的继承与创新［M］. 北京：人民军医出版社，2013.

［76］高学敏，李兴广，王淳. 药性赋白话解［M］. 4版. 北京：人民卫生出版社，2013.

［77］黄煌．经方论剑录2［M］．北京：人民军医出版社，2014.

［78］余国俊．我的中医之路［M］．北京：中国中医药出版社，2014.

［79］王肯堂．证治准绳（三）：伤寒证治准绳［M］．北京：人民卫生出版社，2014.

［80］佚名．伤寒方论［M］．北京：中医古籍出版社，2015.

［81］张璐．伤寒缵论［M］．北京：中国中医药出版社，2015.

［82］贾所学．药品化义［M］．北京：中国中医药出版社，2015.

［83］孙洽熙．黄元御医学全书［M］．北京：中国中医药出版社，2015.

［84］黄英志．叶天士医学全书［M］．北京：中国中医药出版社，2015.

［85］常敏毅．日华子本草辑注［M］．北京：中国医药科技出版社，2015.

［86］朱燕中．《神农本草经》觉悟之旅［M］．北京：人民卫生出版社，2015.

［87］刘志龙，黎崇裕．100首经方方证要点［M］．北京：中国中医药出版社，2015.

［88］方勇．中华经典名著全本全注全译丛书——庄子［M］．北京：中华书局，2015.

［89］熊继柏．中医创造奇迹——熊继柏诊治疑难危急病症经验集［M］．长沙：湖南科学技术出版社，2015.

［90］葛洪．肘后备急方［M］．北京：中国中医药出版社，2016.

［91］黎崇裕．一个青年中医之路——从经方庙堂到民间江湖［M］．北京：中国中医药出版社，2016.

［92］梁华龙．伤寒论钩沉与正误［M］．北京：中国中医药出版社，2016.

［93］魏峰明．赵尚华中医外科临证医案集［M］．北京：中国中医药出版社，2016.

［94］李培生，成肇仁．伤寒论［M］．第2版．北京：人民卫生出版社，2016.

［95］缪希雍．神农本草经疏［M］．北京：中医古籍出版社，2017.

［96］朱肱．中医经典文库·活人书［M］．北京：中国中医药出版社，2017.

［97］孙广仁，郑洪新．中医基础理论［M］．北京：中国中医药出版社，2017.

［98］冯世纶，张长恩．六经八纲读懂金匮要略［M］．北京：中国中医药出版社，2017.

［99］黄仕沛，何莉娜．黄仕沛经方亦步亦趋录（续）［M］．北京：中国中医药出版社，2017.

［100］张介宾．中医临床必读丛书（典藏版）·景岳全书（上、下）［M］．北京：人民卫生出版社，2017.

［101］陈士铎．本草新编［M］．北京：中国中医药出版社，2018.

［102］王醊恩．实用伤寒论方证解析［M］．北京：世界图书出版公司，2018.

［103］陈明．伤寒名医验案精选［M］．北京：学苑出版社，2018.

［104］许叔微．普济本事方［M］．北京：中国中医药出版社，2018.

［105］岳美中．岳美中全集［M］．北京：中国中医药出版社，2018.

［106］余国俊．中医师承实录［M］．北京：中国中医药出版社，2018.

［107］李刘坤．吴鞠通医学全书［M］．北京：中国中医药出版社，2018.

［108］邢斌.半日临证半日读书［M］.北京：中国中医药出版社，2018.

［109］张年顺.李东垣医学全书［M］.北京：中国中医药出版社，2018.

［110］汤可敬.中华经典名著全本全注全译丛书——说文解字［M］.北京：
中华书局，2018.

［111］冯世纶，张长恩.经方传真（修订版）——胡希恕经方理论与实践
［M］.北京：中国中医药出版社，2018.

［112］孟诜.必效方［M］.北京：中医古籍出版社，2019.

［113］王玉兴.金匮要略三家注［M］.北京：中国中医药出版社，2019.

［114］孙中堂.尤在泾医学全书［M］.北京：中国中医药出版社，2019.

［115］黎崇裕.三年难得师承录［M］.北京：中国中医药出版社，2019.

［116］李景超，李具双.许叔微医学全书［M］.北京：中国中医药出版
社，2019.

［117］江部洋一郎，和泉正一郎，内田隆一.经方药论［M］.北京：学苑
出版社，2019.

［118］周凤梧，张奇文，丛林.名老中医之路［M］.济南：山东科学技术
出版社，2019.

［119］毛进军.经方启示录：北京中医药大学国医堂带教实录［M］.北京：
中国中医药出版社，2019.

［120］张英栋.银屑病经方治疗心法：我对"给邪出路"的临证探索
［M］.北京：中国中医药出版社，2019.

［121］毛德西.毛德西医论医案集［M］.郑州：河南科学技术出版社，
2020.

［122］谢茂源.《伤寒论》水病的辨治规律研究［D］.北京：北京中医药大学，2011.

［123］姜洮洮.柴胡桂枝汤方证的研究［D］.广州：暨南大学，2014.

［124］河北中医编辑部.乌头汤的主治证和方义如何［J］.河北中医，1981，3（S）：46-47.

［125］徐克明，黄文清.应用防己茯苓汤临床经验与体会［J］.江西医药，1981（5）：34-35.

［126］吴熙.《金匮》妇人篇释读选登——妇人妊娠病脉诊并治［J］.福建中医药，1982（4）：47-50.

［127］裴永清.桂枝汤治妊娠恶阻［J］.新中医，1984（4）：12，21.

［128］李寿山.麻黄升麻汤治验［J］.新中医，1984（7）：46，57.

［129］唐培生.《伤寒论》治热十四法［J］.广西中医药杂志，1984（4）：10-13.

［130］张迪蛟.试论柯韵伯的医学成就［J］.浙江中医学院学报，1984（6）：42-44.

［131］黄阳生.三黄汤加减治疗痹证［J］.吉林中医药，1985，7（3）：23-24.

［132］张承烈，吴允耀.养胎以去病 去病以养胎——试析《金匮要略·妇人妊娠病篇》［J］.浙江中医学院学报，1985，9（2）：16-18.

［133］邵继棠.桂枝汤治疗妊娠恶阻［J］.四川中医，1986（11）：34.

［134］李群林.仲景调治妊娠病十法［J］.中医药学报，1986（4）：8-10.

［135］曹其旭.妇人妊娠病脉证并治第二十、妇人产后病脉证治第二十一

　　　　　［J］.山东中医杂志，1987（5）：56–58.

［136］王贤春.桂枝汤治疗恶阻——附64例临床观察［J］.湖南中医杂志，
　　　　　1988（3）：17–19.

［137］李平.柴胡桂枝汤治验［J］.天津中医药，1989（3）：38–39.

［138］王侃."翕翕发热"刍议［J］.甘肃中医杂志，1992（2）：8–9.

［139］张玉英.桂枝汤治疗妇科病［J］.陕西中医函授，1993（2）：23–24.

［140］彭艺丛.麻黄汤新用［J］.中医药学报，1993（4）：41–42.

［141］潘桂娟，金香兰.论尤在泾治痰7法［J］.中医杂志，1994（9）：
　　　　　520–521.

［142］蔡耀庚.防己茯苓汤加味治愈急性羊水过多症［J］.四川中医杂志，
　　　　　1995，13（7）：38.

［143］李汝良.仲景黄疸学说刍议［J］.光明中医杂志，1996，11（6）：1–3.

［144］李世太，李敬兰.经方新用3则［J］.河南中医杂志，1997（6）：
　　　　　335–336.

［145］梁华龙.六经开、阖、枢学说的渊源及应用［J］.河南中医，1998
　　　　　（2）：5–6.

［146］张喜奎.陈亦人教授医话（连载）［J］.国医论坛，1999（6）：18.

［147］姜元安.《伤寒论》栀子豉汤证治剖析［J］.北京中医药大学学报，
　　　　　1999（1）：15–18.

［148］王维澎.麻黄汤新用［J］.新中医杂志，2000，32（1）：53.

［149］殷立敢.从《伤寒论》谈张仲景治水十法［J］.湖北中医杂志，
　　　　　2000，22（3）：7–8.

［150］王维澎．麻黄汤新用［J］．新中医杂志，2000，32（1）：53.

［151］杨利．柯琴治《伤寒论》之创见［J］．浙江中医杂志，2000（4）：
141.

［152］贺学林，李剑平．清代医家柯琴学术思想览要［J］．中医药学刊，
2001，19（1）：18–21.

［153］李志刚，祝美珍．尤怡论治中风述要［J］．浙江中医杂志，2001，
36（8）：329–332.

［154］潘华信．古方续命汤治风本义探析［J］．浙江中医杂志，2001，36
（12）：521–523.

［155］邱祖萍．《伤寒论》寒热并用方证探析［J］．辽宁中医学院学报，
2001，3（4）：252–254.

［156］宋俊生．从《伤寒论翼》看柯韵伯在学术上的创见［J］．广州中医
药大学学报，2002，19（2）：157–159.

［157］唐英茹，唐义忠，唐英智，桂枝加味治疗妊娠恶阻44例［J］．中医
药信息，2002（3）：62.

［158］朱步先．从气味阴阳谈单味药功用的对于与统一［J］．中医杂志，
2002，43（11）：865–867.

［159］张保伟．刘渡舟老师对小柴胡汤的理解与应用探微［J］．北京中医
药大学学报，2002，25（4）：48–50.

［160］朱步先．五味功用之辩证观［J］．中医杂志，2003（12）：9–11.

［161］胡正刚，侯永春．小柴胡汤原义考析［J］．江西中医药，2003，34
（247）：34–35.

［162］阚湘苓，王东强．浅谈《伤寒论》水饮证治［J］．天津中医学院学报，2003，22（2）：11-12.

［163］张国骏．浅论阳明病热证之病势转归［J］．福建中医药，2003，34（6）：47-48.

［164］吴雪华．桂枝汤加味治疗妊娠恶阻55例［J］．吉林中医药，2003，23（6）：32.

［165］关新军，顾武军．尤怡治疗血证的经验经纬［J］．中医药学刊，2003，21（12）：2077，2105.

［166］杨金萍．柯琴"六经辨证"精义阐微［J］．江苏中医药杂志，2004（3）：51-53.

［167］伊广谦，张慧芳．尤在泾与《伤寒贯珠集》［J］．江西中医药杂志，2004（3）：57-58.

［168］关新军，王娅玲．尤怡临证特色述要［J］．江苏中医药，2004，25（4）：6-7.

［169］杨俐英．试析张仲景之眩晕证［J］．基层医学论坛，2004（6）：540-541.

［170］刘英锋，刘敏．从三焦理论看"和剂"小柴胡汤的后世化裁规律［J］．中国医药学报，2004，19（6）：325-328.

［171］陈燕萍．麻黄汤加减应用验案三则［J］．实用中医药杂志，2005，21（11）：702.

［172］张国骏．谈阳明病本证的证候分类．［J］．天津中医学院学报，2005，24（2），60-64.

［173］田荣利，邹洪宇，邓小彬.防己茯苓汤治疗四肢骨折术后肿胀［J］.中华现代中医学杂志，2005（2）：112-113.

［174］马文良，陈朝俊.仲景温清并用法的探讨［J］.光明中医，2006，21（7）：3-4.

［175］刘志龙.成无己辨证论治思想探析［J］.新中医，2006，38（12）：8-10.

［176］刘志龙.许叔微临证特色举要［J］.湖南中医药大学学报，2006，26（6）：6-8.

［177］高允旺.温热方药治疗脑中风［J］.中华中医药杂志，2006，21（11）：702-703.

［178］谭畅，韦志辉.防己茯苓汤加味治疗类风湿关节炎疗效观察［J］.现代中西医结合杂志，2007，16（7）：906-907.

［179］张涛，常秀生，王彦.《伤寒论》发热证治［J］.江苏中医药杂志，2008（9）：18-19.

［180］陈伟明，陈瑶丽.《伤寒论》治水"八法"探析［J］.吉林中医药，2008，28（5）：315-317.

［181］李宇铭.《伤寒论》方药的寒温并用配伍机理［J］.辽宁中医药大学学报，2008，10（8）：19-20.

［182］王博，刘亚峰，翟慕东.黄芪芍药桂枝苦酒汤治疗狐臭的机理探析［J］.光明中医杂志，2008，23（2）：227-228.

［183］文国英，赵宏杰.续命汤类方治疗中风偏瘫衰落与复兴及其背后的藏象理论因素［J］.中国实用医药，2008，3（32）：153-154.

［184］刘玲.防己茯苓汤治疗肾病综合征体会［J］.中国民族民间医药，

2010，（22）：188.

［185］孙桂玲.防己茯苓汤加减治疗慢性心力衰竭30例［J］.中国中医急症，2011，20（4）：649-650.

［186］欧晓波，黄淦波，刘文红.张仲景茯苓白术配伍治疗水气病的机理探究［J］.医药前沿，2012，2（20）：314-315.

［187］李岳芳，张沁园.柴胡桂枝汤证探微［J］.山西中医，2013，29（11）：4-5，13.

［188］案秀云.桂枝汤加味治疗早期先兆流产60例［J］.河北中医，2013，35（8）：1165，1224.

［189］陈晓晖，孔祥亮，何新慧.《伤寒杂病论》中黄芩与黄连的运用规律［J］.中医杂志，2013，54（23）：1999-2002.

［190］李桂萍.桂枝汤"三禁"小议［J］.光明中医，2014（7）：1536-1537.

［191］王济梅，赵文娟.《伤寒论》寒热并用法探析［J］.光明中医，2014，29（11）：2260-2262.

［192］曾子芸，陈明.《伤寒论》阳明病中的权变治法［J］.长春中医药大学学报，2014，30（2），353-355.

［193］梅罗阳，高岑，宋俊生.乌头汤方证临床文献研究［J］.四川中医，2015，33（4）：182-184.

［194］刘晓倩，闫军堂，王雪茜，等.刘渡舟教授运用"栀子豉汤"类方证治经验［J］.国医论坛，2015，30（1），3-5.

［195］潘佳蕾，苏文武，肖丽文.桂枝二陈汤治疗妊娠寒咳的体会［J］.

中国中医急症，2016，25（1）：176-177.

［196］王付.桂枝汤方证探索与实践［J］.中医药通报，2016，25（1）：
176-177.

［197］刘志龙，黎崇裕.从小柴胡汤谈经方临床活用的七大准则［J］.浙
江中医杂志，2016，51（4）：293-295.

［198］马大正.桂枝汤及其变方妇科应用举隅［J］.河南中医，2017，16（5）：
5-8.

［199］刘志龙，黎崇裕.少阴病八法探析［J］.中医药临床杂志，2017，
29（11）：1814-1817.

［200］李杰辉，雒晓东.基于黄煌医案的黄芪桂枝五物汤方证研究［J］.
中医杂志，2017，58（3）：217-219.

［201］吴小秋.刘志龙临证运用柴胡类方经验及验案举隅［J］.中国民间
疗法，2018，26（1）：99-101.

［202］姜涛，包素珍，吕媛琳，等.黄芪建中汤临床应用及理论探析［J］.
中华中医药杂志，2018，33（11）：5073-5075.

［203］张妙芬，伍志勇，刘雅倩，等.《金匮要略》桂枝汤治疗妊娠恶阻
浅析［J］.新中医，2018，50（7）：223-224.

［204］张因彪，陈新日，李静，等.加味防己茯苓汤联合空气压力波治疗
乳腺癌根治术后上肢水肿的研究［J］.四川中医，2018，36（12）：
166-168.

［205］陈威妮，黎崇裕，刘志龙.刘志龙运用小柴胡汤治疗发热月余验案
［J］.中国民间疗法，2019，27（7）：106，109.

［206］王一迪，唐尊昊．黄芪桂枝五物汤之"去甘草"刍议［J］．中国民间疗法，2020，28（7）：17-19．

［207］黎崇裕，刘鹏，刘志龙．《金匮要略》黄芪类方剂探析［J］．中国民间疗法，2020，28（22）：114-117．

［208］王艺霖，刘志龙．《伤寒论》寒热并用法举隅［J］．光明中医，2021，36（11）：1783-1784．

［209］顾维明．遣方用药说"对药"［N］．中国中医药报，2002-01-08（4）．

［210］李培旭．《伤寒论》的寒热并用法［N］．中国中医药报，2007-04-26（5）．

［211］龚国平．浅谈栀子豉汤［N］．中国中医药报，2008-12-17（4）．

［212］李玉玲．论张仲景治眩晕之法［N］．中国中医药报，2008-12-31（4）．

［213］杨晓慧，臧海洋．从气机运行辨析五苓散方证［N］．中国中医药报，2010-04-08（4）．

［214］饶毅，黎润红，张大庆．中药的科学研究丰碑［N］．中国中医药报，2011-09-16（3）．

［215］毛进军．经方辨治痰饮眩晕［N］．中国中医药报，2012-03-05（4）．

［216］牛凤景，牛兰，刘水冰．十枣汤——泻下逐水之良方［N］．中国中医药报，2013-01-30．

［217］陈明．《伤寒论》中的智慧（14）：清胃热名方——白虎汤［N］．中国中医药报，2013-12-06（5）．

［218］黎崇裕．活用肾着汤治腰痛［N］．中国中医药报，2015-12-11（4）．

［219］黎崇裕．刘志龙执简驭繁诊病法［N］．中国中医药报，2015-07-27

（4）.

［220］黎崇裕.活用肾着汤治腰痛［N］.中国中医药报，2015-12-11（4）.

［221］柳媛.水液代谢的调节剂——苓桂剂［N］.中国中医药报，2018-04-11（4）.

［222］文善姬，付衍利，刘宝恒.辛开苦降法与半夏泻心汤［N］.中国中医药报，2019-04-03（5）.

［223］刘志龙，黎崇裕.善用柴胡的古今中医名家［N］.中国中医药报，2022-01-26（8）.

代跋 | 他用寻常处方治愈顽疾

又到周五上午，一位年过八旬的日本老人蹒跚着走进珠海市第二人民医院，来到他熟悉的诊室。"哇哈哟个咋一吗苏！［日语（音）：早上好］"桌对面身着白大褂的刘志龙面露笑容，用日语向他问好，日本老人也即刻回应。

对刘志龙来说，这只是一场寻常的门诊。

坐诊：寻常处方治愈顽疾

日本老人已是刘志龙的"熟客"，10多年来，两人从普通的医患关系，升级为朋友。"我身体不太好，10多年来都找刘医生治病。他人好、医术好，我十分信任他。因此，在2005年被查出直肠癌后，我选择在珠海做手术，这跟大部分日本人回国就医的选择背道而驰！"这位在珠海生活了18年的日本企业家说。

给日本老人把完脉后，刘志龙一边询问老人病情，一边弯下腰，轻轻按了按他的脚踝皮肤，思索片刻，笑着告诉老人："双下肢浮肿的状况已经比上周减轻很多！我再给你开副汤药调理一下吧！"

如此，望、闻、问、切。

短短四个字，却饱含刘志龙30多年的功夫，亦是他工作的常态。

刘志龙身兼数职：珠海市第二人民医院副院长、博士研究生导师，中华中医药学会脑病专业委员会常务委员，世界中医药联合会糖尿病学会常务委员，珠海市中医药学会会长、珠海市政协常委等。然而他最为看重的，还是自己医生的职业，他说："能够治病救人，我才觉得充实。"最近，他又荣获"广东省名中医"称号。

每周二、五上午，是刘志龙坐诊的时间。头一晚，他都会早些休息，因为第二天巨大的工作量，需要他聚气凝神近5个小时，从早上8点到中午没有间歇。

"刘医生治病很有一手，尤其是糖尿病，让我脱离了胰岛素。当初是朋友介绍我来，我治疗有效，又推荐给亲友。"患者魏大姐说。就这样口口相传，挂号找刘志龙看病的患者越来越多，往往需要提前一两周预约，其中有不少患者是从周边城市过来求诊的。刘志龙体恤患者的难处，即使已过下班时间，他也会坚持到所有的患者都诊完，"一上午能看40多个患者！"刘志龙面有倦色地说："累并快乐着！看到不少来复诊的患者，病情都有明显好转，我很开心。"

在坐诊过程中，一位患者坐着轮椅，行动不便，刘志龙立即站起来，与助手一道帮患者调整好位置；对于首次来看病的患者，刘志龙都会送给患者一张清单，这是他自己整理印制的，上面细致地介绍了服汤药期间应当注意的事项。

除了高龄老人、糖尿病患者外，家长也爱带小孩来看病。"我的孩子一连咳嗽好几天了，吃不下东西，睡不好觉，只得求助刘医生。"这位 6 岁孩子的妈妈心急如焚，"他开的中药不苦，孩子喝得下去，而且药到病除。"

"对小孩来说，良药不能苦口，要甜口，孩子喝都喝不下去，或者喝得很难受，不利于病情康复。"刘志龙说。

刘志龙最擅长用经方治病，尤擅治糖尿病。经方，为汉代以前经典医药著作中记载的方剂，最有代表性的是张仲景《伤寒杂病论》上所记载的药方。有人质疑，古方能否治今病？然而，刘志龙医生用疗效给出了答案。

柳女士今年 39 岁，去年被查出糖尿病，"我一直很健康，怎会得这种病？"说起自己的病情，柳女士情绪十分低落："下半辈子就要天天打胰岛素，这可怎么活！"面对激动的患者，刘志龙并没有打断她的诉说，而是耐心地倾听和劝导，对她的病情"轻描淡写"，并对症下药，用经方加减，为柳女士开出了一副汤药。柳女士说，吃了几个月药后，她的血糖稳定在了正常水平，不仅可以正常饮食，她甚至偶尔放纵自己，来一点儿宵夜。

"有时候我自己都不敢相信，看似寻常的药物却可以治愈顽疾。"刘志龙说。一个患者夜咳多年，严重影响了睡眠和健康，一直无法治愈，刘志龙为他开出一副小柴胡汤，处方中不过是些大枣、生姜、甘草等寻常药材，竟很快就治好了他的夜咳。

为师：网上办论坛坐诊广收徒

每次坐诊，刘志龙的身边总围着两三个"徒弟"，有时更多。

"这类似于咱们古时候中医师带徒弟的做法。"刘志龙介绍。坐诊时，刘志龙会将自己摸到的患者脉象，给徒弟们讲解，并会说明加减药物药量的理由。"实践是最好的学习方法。"刘志龙说。

使得这些"徒弟"与刘志龙结缘的，是一个共同的平台——岭南经方沙龙论坛。这是由刘志龙在网上创办的中医学术论坛，目前点击率已过十万。这里集结了岭南地区众多经方医师，除了发布一些经方经典的理论、文摘，更是会有经方爱好者们在上面发表自己遇见的疑难杂症及诊治经验，相互交流，氛围极好。

"在'岭南经方沙龙'上，我曾经跟刘院长有过一些交流，后来我跟刘院长联系，希望实习期能跟他学习，他爽快地答应了。"南方医科大学的学生王廉宁说："看到很多糖尿病患者经过他的精心治疗，基本上可以脱离药物，我很佩服。但我更加佩服他对待患者的耐心和爱心，我从没见过患者对他有意见的，很多患者痊愈后又带新患者来就诊。"

甚至有"徒弟"不远千里来追随刘志龙学习，江西中医师黎小裕在本地小有名气，已经出版过两本中医学书籍，他通过"经方论坛"结识了刘志龙，为了跟随刘志龙学习，他来到珠海，每逢刘志龙坐诊日，黎小裕必到场学习。

"有一次，刘院长竟开出一张总价才七毛钱的方子，但患者的手癣很快康复，我们当时都笑他，药钱还没挂号费贵。但这实际上是他一贯的风格，只用常见的食材、药材也可以治好疑难杂症。"黎小裕说："他教导我们把脉准、判断准，再对症下药，告诫我们要为患者着想，药方不要开太大、太贵。"

珠海某社区诊所的饶医生初识刘志龙，是在河南南阳举办的一次全国性的经方论坛上，刘志龙的发言使他折服，饶医生便希望跟着刘志龙坐诊学习，"他二话没说就答应了！"饶医生说："在学习中，刘志龙没有秘方，所有的东西都公开传授给我们。"

事实上，刘志龙本就是教师出身。在湖南中医药大学念完研究生后，他留校任教3年。1994年，刘志龙从南京中医药大学博士毕业，学校再三挽留他留校任教，但刘志龙认为，中医的生命力在于临床，他选择了落户珠海，从普通医生做起，开始了自己的行医生涯。然而在临床上，满腹经纶的博士也遇到了不少困难，没有"师傅"带领，刘志龙只能靠自己摸索。"所以我特别愿意带学生，把自己的临床体会毫无保留地交给他们，希望他们比我更顺利、更快速地成长。"刘志龙笑称："在'岭南经方论坛'上，一些民间医生都能够把自己的祖传方子拿出来与大家分享，我的经验更应该和盘托出！"

作为珠海市中医药学会的会长、市政协委员，刘志龙特别希望珠海能够成为"中医药强市"，他曾提交一份有关发展中医药事业的提案，强调了"人才是中医发展的关键"。刘志龙形容"带出徒弟，饿不死师傅，最终受益的是患者"，他说："人才多了，医生的技术水平高了，患者的健康才有保障，看病就不再难。我自己坐诊一上午，最多能看几十个患者，假如我们珠海能够培养一大批优秀的中医师，广大患者的健康不就更有保障了吗？"

（此文原载于《羊城晚报》，标题为"经方医生刘志龙让糖尿病患者脱离胰岛素"，图／文《羊城晚报》记者陈荷，现略有改动）